U0320545

把壮医药带回家

主编◎岳桂华　黄国东

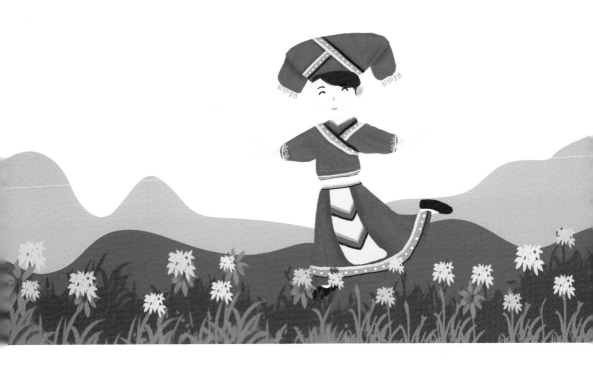

Gvangjsih Minzcuz Cuzbanjse
广西民族出版社

图书在版编目（CIP）数据

把壮医药带回家 / 岳桂华，黄国东主编 .—南宁：广西
民族出版社，2023.1

ISBN 978-7-5363-7568-0

Ⅰ . ①把⋯　Ⅱ . ①岳⋯　Ⅲ . ①壮医—青少年读物
Ⅳ . ① R291.8-49

中国国家版本馆 CIP 数据核字（2023）第 012236 号

BA ZHUANGYIYAO DAI HUIJIA

把壮医药带回家

主　　编：岳桂华　黄国东

出 版 人：石朝雄

责任编辑：白　煜

装帧设计：林武圣

责任印制：莫晓东

出版发行：广西民族出版社

　　　　　地址：广西南宁市青秀区桂春路 3 号　　邮编：530028

　　　　　电话：0771-5523216　　传真：0771-5523225

　　　　　电子邮箱：bws@gxmzbook.com

印　　刷：广西壮族自治区地质印刷厂

规　　格：787 毫米 × 1092 毫米　　1/16

印　　张：6.75

字　　数：100 千

版　　次：2023 年 1 月第 1 版

印　　次：2023 年 1 月第 1 次印刷

书　　号：ISBN 978-7-5363-7568-0

定　　价：39.00 元

《把壮医药带回家》编委会

主　审：黄汉儒

主　编：岳桂华　黄国东

副主编：李凯风　李凤珍　蓝日春

编　者：刘红娟　向美英　杨燕妮　曾翠琼

　　　　刘伟锋　李运容　陆　文　覃日欢

　　　　黎　佳　邓汝铭

序

  壮族医药历史悠久、源远流长，是我国传统医药的重要组成部分，有丰富的诊疗技法和良好的疗效，为壮民族的健康繁衍作出了重要贡献。

  进一步传承、保护、弘扬和发展壮医药，让更多人了解壮医药、热爱壮医药、使用壮医药，这不仅对壮医药文化的传承、发展及创新具有重要的意义，也是我们每一位壮医药工作者义不容辞的责任。

  由于种种原因，大众接触中国传统医药知识的机会相对较少，对壮医药文化也了解不多。广西国际壮医医院撰编的《把壮医药带回家》一书，图文并茂、言简意赅，通过学习书里的壮医壮药知识，即可以向大众普及推广壮医药文化，又能提高读者自身对健康和疾病的认识，进一步把壮医药文化带进家庭、学校和社区，这对推进健康中国建设，提高人民健康水平，必将发挥应有的积极作用。

  该书即将出版，特聊赘数文以为序。

全国名中医
桂派中医大师　黄汉儒

前　言

　　壮族医药是我国传统医学宝库的一个重要组成部分。它不仅为本民族的健康做出了贡献，而且至今仍然是壮族人民防治疾病的有效手段和方法。

　　1985年，在南宁成立了全国唯一一家省级的广西民族医药研究所（现广西国际壮医医院），从此壮医壮药的研究从无到有，从小至大，进入了一个崭新的发展阶段。2008年经卫生部医师资格考试委员会批准，广西开展壮医执业医师资格考试试点工作，经过2年的试点和总结，从2010年开始，壮医医师资格考试正式纳入国家医师资格考试范围，这意味着历史悠久的民间壮医终于拥有了"合法身份"，壮医药发展掀开了崭新的一页。

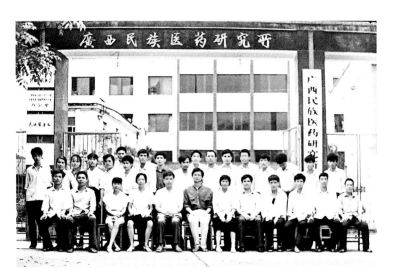

○原广西民族医药研究所

2002年，在原广西民族医药研究所附属医院的基础上成立了广西壮医医院，与广西民族医药研究所实行一套人马，两块牌子的管理；2009年，广西民族医药研究所更名为广西民族医药研究院；2016年广西民族医药研究院（广西壮医医院）整建制并入广西国际壮医医院。广西国际壮医医院以"壮瑶医药为特色，中医药为基础，现代诊疗技术为保障"为定位，集"医疗、教学、科研、康复、保健、壮瑶医推广应用、制剂研发、民族医药文化传承和国际交流"九大功能于一体的全国较大、广西首个综合性现代化国际化三级甲等民族医医院，也是广西中医药大学附属医院。

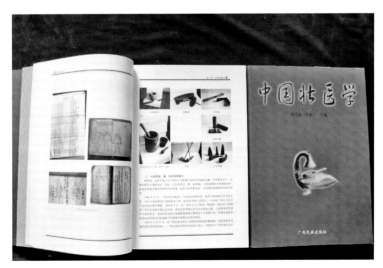

○《中国壮医学》

为推广民族医药科研成果、传授壮瑶医药特色诊疗技术、培养民族医药人才，1989年，原广西民族医药研究所培训部（现广西国际壮医医院培训部）正式成立，培训部以研究所雄厚的科研力量为基础，以广西中医学院（现广西中医药大学）强大的培训师资和教学资源为依托，以宣传推广壮瑶医药为使命，培训课程重视实用性、操作性，使学员学得会、记得住、用得上、治得好。作为民族医药研究第一线的培训部教师，自身必须不断加强学习，提升民族医药文化知识素养。培训部教师通过经常深入壮族地区、探访民间壮医、实地调研壮族药市，收集整理了一系列壮医技法、特色壮药和临床病案，包含图片、视频、歌谣等资料，不断丰富和

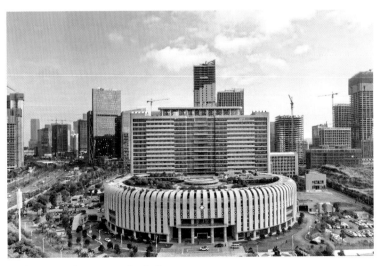

○广西国际壮医医院鸟瞰图

完善教学内容、提升教学能力。培训部创建30多年来，积累了丰富的办学经验，形成了一整套科学的教学方法和管理制度。从1989年开始招生至今，在坚持推广壮瑶医药适宜技术、培养民族医药传承人才等方面取得了丰硕的成果，学员遍布世界各地。

长期以来，广西国际壮医医院致力于多举措推动壮医、中医药文化传承、发展与传播，落实立德树人的根本任务，全面提升大众的综合素质，帮助大众了解国情、热爱家乡、开阔眼界、增长知识，着力提高大众的社会责任感、创新精神和实践能力。医院积极推进以"弘扬民族文化，发展壮族医药"为主题的科普宣传活动，通过介绍壮医药的文化历史、养生理念，展示并讲解壮医

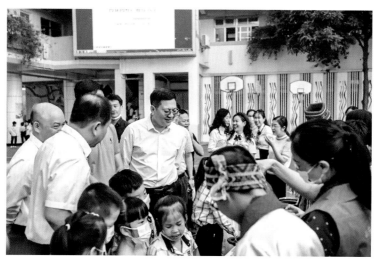

○壮医壮药进校园活动

4

药物竹罐、壮药香囊、壮医药线点灸等壮医特色技法，把壮族的传统医药文化送进中小学校、社区、企事业单位，让社会大众感受到壮医药的神奇，更好地培养大众运用壮医药的预防保健意识，进而把这些壮医药的养生保健理念和技术带回家，惠及更多的人群。

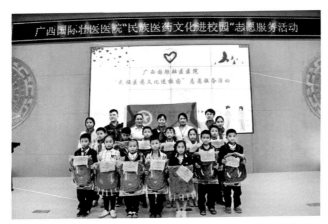

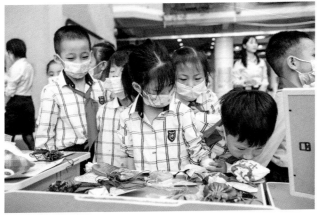

○壮医壮药进校园活动深受孩子们的喜爱

目　录

第一章 神奇的壮医药

第一节 美丽南方的孕育

广西山水美丽，物产丰富，自古以来居住于此的壮族人民，早已认识到地理环境及气候特点对医药的产生有着重要的影响。壮族聚居地区的气候属于亚热带季风气候，夏季日照时间长，冬天霜雪少，雨量充沛，易于动植物生长，动植物药材资源丰富。同时，因潮湿炎热的气候，易出现痧、瘴、毒、风湿等相关疾病。

壮族人民在长期的历史进程中，创造了灿烂的历史文化，在长期与疾病作斗争过程中，发现了大量有效的药物，总结了丰富的治疗方法。大约在远古的新旧石器时代，壮族医药的萌芽。据考证，壮族先民的生存环境极端险恶，伤病无法避免，寻医求药

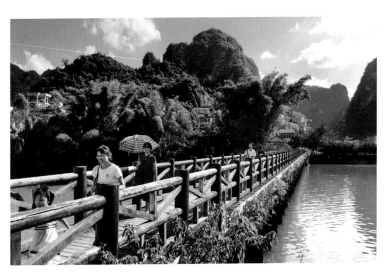

○美丽的广西山水

的愿望非常强烈，因此，壮医药的起源与早期壮族先民的生产生活是紧密相关的。总体而言，壮族医药起源于原始社会，经过历代壮族民众防病治病的长期实践，逐渐积累了丰富的、宝贵的经验，初步形成了具有浓郁民族特色的壮族医药。

第二节　悠久的历史

成书于先秦时期的《山海经》是我国最早记述医药知识的古籍，其所记载的药物以动物药居多，大部分药物在壮族地区有出产。壮族现在仍保留有生饮动物血的习俗，壮医用药有扶正补虚多配用血肉有情之品的特点。壮医药专家覃保霖从壮语音义角度对《山海经·南山经》中的部分药物进行了研究和考释，如书中记载了用紫苏、草木之母根来防病治病，这与壮族认为体弱多病者常佩戴草药木根能防病治病的传统风俗有相似之处。

先秦至秦汉时期，南方地区在铁器尚未普及的情况下，壮族先民就已经知道在砭石的基础上敲击陶片，将其磨制成针状的医疗工具，然后在患者体表的相应穴位刺割至皮下出血以达到治病的目的，这就是古老的壮医陶针刺血疗法，其在民间流传且经久不衰。广西南宁市武鸣区马头镇西周至春秋时期墓出土的青铜浅刺针、广西贵港市罗泊湾一号汉墓出土的银针，都是壮族先民对一些热病、中毒等疾病进行放血治疗的工具，可见壮族先民很早就积累了独特的针刺治疗经验，并对中医"九针"的形成产生了重大的影响。《素问·异法方宜论》曰："故九针者，亦从南方来。"南朝宋范晔所著的《后汉书·马援传》提到，马援带兵出征交趾，因当地经常有瘴气，于是时常服用薏苡仁，这样能使身体轻盈、精气充足，有利于驱除瘴气。这反映了汉代壮族地区多发瘴病及壮族先民用薏苡仁防治瘴病的经验，薏苡仁迄今仍是壮医常用药材。大致成书于战国时期的《五十二病方》是湖南长沙马王堆三号汉墓出土的我国最早的医方帛书，书中所述的一些疾病，如蛊、漆疮、蛭蚀等是南方的常见病。其中记载的药物有浓厚的南方色彩，厚朴等药材也是南方土产。成书于东汉时期的《神农本草经》是我国现存最早的本草著作，共记载了365味药材，其中就有壮族地区盛产的薏苡仁、牡桂、丹砂等药材。该书记载的下药有 125 种，大部分在壮族地区有出产。

西晋嵇含所著的《南方草木状》是我国现存最早的植物学专著，记载了许多壮族用药，如能解蛊毒的吉利草。据清代谢启昆等修纂的《(嘉庆)广西通志》得知，吉利草产于上林县。《南方草木状》还记载交州上贡的豆蔻花能破气消痰；芭蕉心性寒凉，能清热解毒。当时广西部分地区属交广地区，壮族民间至今仍流传这些用药经验。东晋葛洪所著的《肘后备急方》记载了岭南人治疗脚气病、防治沙虱的经验，尤为重视岭南人的用毒、解毒方法，还记载了中毒的鉴别方法。

隋代巢元方所著的《诸病源候论》是我国第一部比较完善的病因病理学专著。书中对岭南地区常见的痧、瘴、蛊、毒做了专门论述，部分壮药内容也有涉猎，同时记载了岭南俚人使用的 5 种毒药及中毒诊断方法，说明早在隋代，壮族先民就善于制造毒药及救治中毒患者，其相关方法也传入了中原。唐代苏敬等编撰的《新修本草》是我国现存最早的国家药典，记载药物共 850 种，收录了部分岭南地区的药物。汉末的《名医别录》记载了蚺蛇胆的功用，《新修本草》中指出蚺蛇胆产自岭南地区。桂以岭南出产者为佳，《新修本草》介绍了壮族先民采集、加工、使用桂的经验。唐代陈藏器所撰的《本草拾遗》记载了不少壮族地区的药物，如有解药毒特效的陈家白药和甘家白药，同时最早记录了能解岭南百药毒的玳瑁、鸡侯菜、独脚蜂、无风独摇草等许多产自岭南地区的药物。五代前蜀李珣的《海药本草》中亦有不少壮族地区药物的记载，收录有荔枝、钗子股、人肝藤、冲洞根等产自壮族地区的药物。唐代刘恂所著的《岭表录异》也记载了不少壮药和用药经验。

宋代官修方书《太平圣惠方》收录了壮族先民的"解药毒诸方"。宋代著名的方剂学、本草学著作，如《本草图经》《经史证类备急本草》及有关壮族风土人情的《桂海虞衡志》《岭外代答》等，都记载了大量的壮族医药经验，反映了这一时期壮族医药的先进水平。释继洪所辑的《岭南卫生方》主要辑录了宋元时期医学著作中关于岭南地区多发病——瘴疟等的资料，不但搜罗其中的有效方剂，还记述了蛊毒、药毒等病的治疗方法。前两卷收载了张致远《瘴疟论》、李璆《瘴疟论》、释继洪《卫生补遗回头瘴说》、王棐《指迷方瘴疟论》等多位医家的医论和方药，提出了瘴疟与伤寒不尽相同的观点，在治疗上主张因人因地制宜。书中所载方剂，部分来自《岭南方》。

明代李时珍编撰的《本草纲目》是一部内容丰富的医药学巨著。书中收录了众多壮族地区的特产及多产药物，并详细介绍了药物加工及应用经验，如无名异、蛇、桃花石、甘草等，充分反映了当时壮族先民用本地药物治疗疾病的丰富经验，其中最为突出的是对田七的发现和应用。田七本名三七，主产于广西的德保、靖西、田阳、田东、那坡一带。当时的三七交易多集中于田州一带，故又名田七。《本草纲目》记载田七生长在广西南丹诸州番峒深山中，南方军中将它作为治疗刀剑创伤的重要药材，并记载妇女产后服用效果良好，认为其能治一切出血、瘀血性疾病。这些记载说明壮族最早发现和应用田七治疗内外损伤、瘀血停留等病证。

明末清初，随着与外界交往日趋密切，壮医与中医相互渗

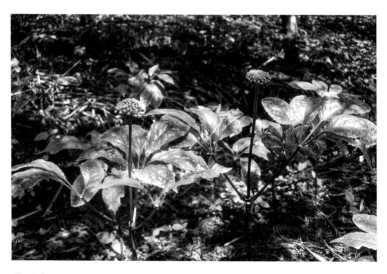

○田七

透，有关文献对壮医药的记载逐渐增多。在针灸、药物、卫生防疫及痧瘴、蛊毒防治等方面逐渐系统化，望诊、脉诊、甲诊等医疗技术普遍应用。壮族有药市习俗，大约在明末清初已形成靖西壮族药市。每年端午节，远近村寨的壮医、药农以及稍懂一方一药的群众，纷纷将自采的各种草药（还有药用动物、矿物等）肩挑车载到县城摆摊出售。交易的药品达数百种，有五六百摊之多，赶药市者多达万人。有专程来买药的，有来向壮医、药农请教医药知识的，也有扶老携幼赶往药市，为"饱吸药气"以预防疾病而来的。

在壮族聚居的隆林、忻城，就存在这一具有民族特色的药市习俗。在壮族民俗中，现在还保存着古代壮医运用壮药防疫保健的传统。例如在"三月三"壮药萌芽的时候，人们采香枫叶、黄姜汁蒸糯米饭，用它行气、健胃、顺气、润肺。

经过对药物知识及经验长期地积累，在清代时壮医就对药物形态、功效、性味、采集、加工及分类等有了比较全面的认识，特别是对毒蛇咬伤、跌打损伤、风湿骨痛、中毒、痧症、瘴气、风、蛊、杂病等用药的方法都有独到之处。

第三节　生产生活发展了外治疗法

古代的壮族地区，人兽杂处，碰撞搏斗在所难免，部落之间的械斗也时常发生，再加上社会生产工具粗糙笨拙，劳动中发生意外伤害的情况也不少，所以外伤对于古代壮族人民来说比较常见。以目前一些交通极度闭塞、经济文化仍较原始的地区来考证，人民往往用泥土、野草、树叶等外敷伤处，久而久之，逐渐发现了一些适合外用治疗疾病的药物和方法，这便是外治疗法的起源。壮族先民们在生产劳动中，有时被树枝刮伤，或被尖利石块撞伤，或者被火焰或温度高的物质烫灼，由此而能缓解某些疾病的痛痒，经过长期反复实践，壮族先民逐渐掌握了砭石针法、药槌疗法、刺法、灸法、刮法等外治疗法。

火的使用为壮医灸法的产生奠定了基础，促成了壮医灸法的萌芽。人们在烤火取暖时，有时会发现某些疾病减轻甚至消失，经过无数次的经验积累，壮族先民便逐渐认识到火灸的治疗作用，故壮医灸法是伴随着壮族先民对火的使用而产生和发展起来。

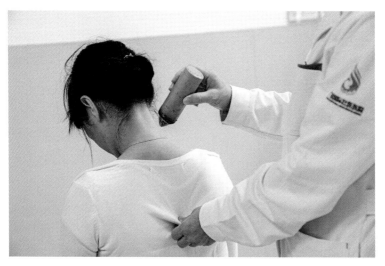

○壮医香灸疗法

第四节　创用针刺治疗

《素问·异法方宜论》记载："南方者，天地所长养，阳之所盛处也。其地下，水土弱，雾露之所聚也。其民嗜酸而食胕。故其民皆致理而赤色，其病挛痹，其治宜微针。故九针者，亦从南方来。"这是关于针刺疗法起源的现存最早的文献记载。诚然，这里的"南方"不一定特指壮族地区，但包括壮族地区在内则是毫无疑义的。因此，地处南方的壮族地区是我国针刺疗法的发源地之一。

壮族民间至今仍有人用动物刺、植物尖刺作为工具，进行放血、排脓、消肿等治疗。可以说，这是针刺疗法和针刺工具的原型。在石器时代，人们除了使用动植物的刺，还懂得使用砭石和制造工具。随着历史的发展，在进入青铜器时代乃至铁器时代后，才开始以金属为针。在石器时代和青铜器时代之间，曾有一段灿烂的陶器文化，陶针应是陶器时代的产物，至今在壮族民间仍有人使用。由此可知，在中医九针形制齐备之前，壮族先民已经知道用砭石敲击陶片，制作陶针，有目的地进行针刺治疗。有学者考证，陶针在壮族地区的使用至少在战国之前就已相当盛行。因用陶针进行针刺治疗对多种病症确有疗效，且简便易行，加之南方使用铁器较迟（汉初南越王赵佗犹责汉王朝断绝其铁器供应），这些都是造成陶针在壮族民间流传不衰并成为壮医一种常用治疗器具的重要原因。从这里也可以窥见，针刺疗法在壮族地区的历史源远流长。

1985 年 10 月，考古工作者从壮族聚居的广西武鸣县（现南宁市武鸣区）马头乡的西周末年古墓中，挖掘出两枚青铜浅刺针（其中一枚出土时已残断），呈扁长方形，针锋锐利。这两枚青铜浅刺针经考古学家考证，认为是浅刺用的医疗用针，与 1976 年秋在广西贵县（今广西贵港市，亦为壮族聚居地）罗泊湾一号汉墓中出土的三枚针柄呈绞索状的银针相比，后者具有明显的继承性。三枚银针的针体造型比武鸣出土的铜针针体造型有了明显的改进。贵县罗泊湾汉墓出土的银针，经考证亦为壮族先民的针刺用具。武鸣出土的铜针和贵县出土的银针是迄今为止在我国境内唯一被报道的年代最早的微针。它的发现与《素问·异法方宜论》提出的微针出自南方的论断是相吻合的。

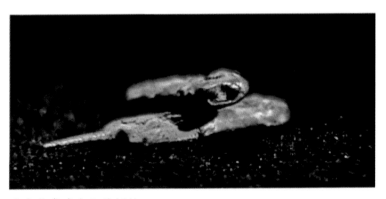

〇广西武鸣出土的铜针

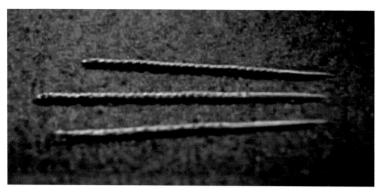

○广西贵港出土的银针

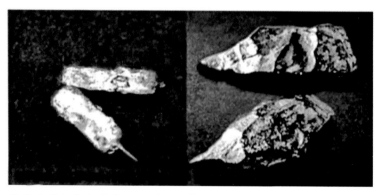

○武鸣的铜针与早期砭石的形状相似

据古籍记载，壮族先民使用微针浅刺治病的实践经验也是很丰富的。晋代葛洪的《肘后备急方·疗沙虱毒方》记载，岭南人用微针挑取虫子。沙虱虫形体细小，针挑不但需要高明熟练的技术，而且需要十分精细的针具。武鸣出土的铜针和贵县出土的银针，与文献记载相互印证，表明壮族先民在晋代以前就已掌握了比较熟练的针挑治疗技术。在而后的发展中，这种技术也形成了更为丰富多彩的治疗手段。

文物、文献和实地调查资料都表明壮族先民是针刺疗法的创用者，表明壮族地区是针刺疗法的发源地之一。

第五节 崇尚舞蹈气功

在壮族医药的起源阶段和早期医疗活动中，舞蹈气功和体育锻炼防治疾病受到了特别的重视，这也是颇具地方民族特色的。这方面的内容集中反映在壮族先民生产生活的宏大画卷——花山崖壁画上面。

花山崖壁画中的典型画面：人物正面站桩，双膝微弯成平马步，双肘微屈上举成莲花掌。壮医认为这样的姿势能使人体重心自然凝聚于脐下气海丹田，是人体站得最稳的姿势。壮族民间练气功、扛石、举重均用此姿式。左江流域在一个回归年中，由芒种经夏至到小暑前后，都有太阳正好位于当地子午线天顶的特定时刻，这是壮医选择的特定气功日。因为天地人同在一宏观引线上，所以，此时练气功效果最佳。壮医学者认为，花山气功体现了壮医理论，体现人与自然界的关系是天地人三气同步运行，符合天体力学的宏观理论。人体受天体宏观引力作用，调动体内微观生理机能，使肢体脏腑气血同步运行，健运不息，起到养身健身、祛病康复之效。壮医学者将春秋战国时期带气功铭文的玉佩、长沙马王堆汉墓的导引图帛画以及广西花山壮族先民古代气功崖壁画，并称为"中国三大气功文物"。

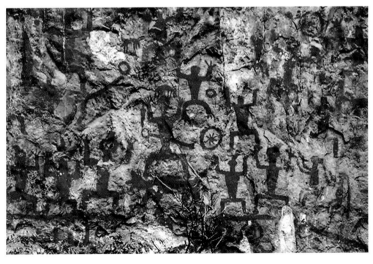

○广西宁明花山崖壁画

在壮族先民的早期医疗活动中，崇尚舞蹈气功除了体现在花山崖壁画的人物图像，在壮族的一些其他出土文物上也有所反映。例如在贵县和西林出土的西汉时期铜鼓饰纹上面就有许多舞蹈的形象：有的重心偏后，上身微微仰起；有的双臂前后屈伸，并上下摆动，似乎在模仿鸟儿展翅飞翔。至今，一些民间壮医在治疗疾病时，还演示类似花山崖壁画里人像的动作。

第六节　善用壮医灸法

壮族民间，笃信阴阳。远古时期医巫同源，壮族先民擅长舞蹈和气功，以健身防病。随着社会发展和医药经验不断积累，壮族先民在应用针法治疗疾病的过程中与用火逐渐结合起来，于是灸法便逐渐产生和发展起来。

最初壮族先民用于治病的灸法为火烤，随着灸治的不断发展，逐渐出现了直接灸，即将植物的干枝条点着，在体表进行直接灸以治疗疾病。

在长期的生产生活实践中，壮族先民认识到许多藤本类植物的枝条易燃，能较好地用于灸治，如灯心草的茎、羊角拗的枝条等都是壮族先民用于直接灸的医用工具。

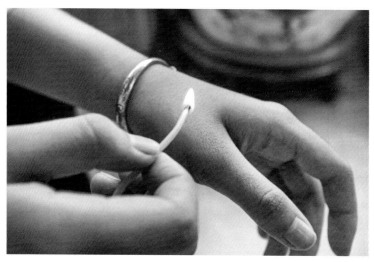

○壮医灯草灸疗法

第二章 壮医药理论体系

第一节 土司与壮医药

广西壮族土司阶段是壮医药发展较快的时期。土司地区曾设有医疗机构，土司衙署和民间都有一些专职医药人员。据《广西通志》及部分州县地方志的记载，明嘉靖十年（1531年），广西壮族聚居的40多个土府、州、县均设有"医学署"，而且这些"医学署"的医官"本为土人"。在忻城莫氏土司的家族中，就有专门从事医生职业的成员。清道光年间，在该县土司衙署西侧曾建有一栋"大夫第"，莫氏第19代孙莫述经就是"大夫第"的专职医生，主管土司衙署大小官员及眷属的保健事务，同时也兼治一些民间患者。

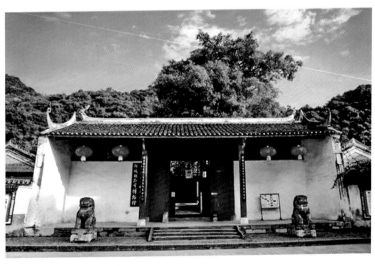

○广西忻城莫氏土司

清代以前，壮族地区基本无西医，中医也为数不多，因此壮医占据主导地位。土官对壮医药比较重视，对一些民间名医有时还给予表彰嘉奖。如庆远协左营把总（土官）李某就曾亲书"妙手婆心"的牌匾，送给当地民间名医谭清修；一些民间壮医因医术高明、德高望重而被作为名人入选地方志的"人物传"等。这些对壮医药的传承和发展具有一定的促进作用。此外，在明清时期，壮医药还受到整个社会的推崇，各地出现的"神医庙""药王庙"等，就是纪念那些没有留下姓名的神医、药王。当然在土司制度下，由于统治者的狭隘、保守、封闭，不仅阻碍了壮族地区社会生产力的发展，而且在一定程度上也影响到壮医药的发展。

清末开始有西医进入壮族地区行医，开设西医诊疗所，创办西医医院等，但都集中于市镇，对壮医药的影响较小。

民国时期，壮族地区的中医药、壮医药有所发展，1934 年以后广西先后成立了省立南宁医药研究所、省立梧州医药研究所、省立桂林医药研究所。1941 年，以上三所医药研究所合并成立广西省立医药研究所，1945 年改称广西省立南宁高级中医职业学校，该校设有药科专业班和药物种植场，教授中药、壮药知识，并进行剂型改革尝试。该时期壮医药与中医药及其他民族医药一样，未得到国民党政府的保护和扶持，对壮医药的研究和应用也比较局限。

第二节　壮医药发展迎来了春天

新中国成立以来，党和政府高度重视民族医药发展，尤其 20 世纪 80 年代以来，在国家有关部门的关心和支持下，民族医药的继承发展全面展开，专业科研队伍逐步形成，文献整理、临床研究和药物研究等方面均取得了较大进展。

由于历史的原因，新中国成立前壮族未能形成本民族统一、规范、通行的民族文字，壮医药丰富的诊疗技法和方药主要以口耳相传的形式在民间流传，并散见于文物资料和中文资料中。直至 20 世纪 80 年代，壮医药总体上仍然处于经验积累的阶段，尚未形成自己独特的理论体系，未进入国家医教研序列。

改革开放以来，随着国家扶持民族药政策力度的不断加大，在各级党委和人民政府的领导和支持下，在壮族地区流传千百年的壮医药，焕发出勃勃生机，迎来了发展的春天。

1984年第一次全国民族医药工作会议以来，广西壮族自治区党委、政府和国家有关部门把抢救、继承和发展壮医药等民族医药提到了重要的议事日程，先后成立了广西民族医药研究院、广西壮医医院、广西中医学院壮医药学院等省区级壮医医教研机构；在全区开展了大规模的民族医药古籍普查整理工作，壮医理论于2002年通过了主管部门组织的权威专家鉴定。

2002年2月2日，"壮医理论的发掘整理与临床实验研究"科研成果在国家相关主管部门主持的鉴定会上，通过了由包括著名藏医药、蒙医药、傣医药以及中西医药专家组成的鉴定委员会的鉴定。鉴定结论写道："壮医在长期临床实践的基础上，借助于古老而通行的本民族语言以及新壮文，加上壮汉文化交流等因素，已具备了上升为理论的必要条件。"壮医的阴阳为本、三气同步、脏腑气血、三道两路、毒虚致病学说以及调气、解毒、补虚治疗原则的确定，表明壮医的理论体系已基本形成。作为壮医理论主要载体的《壮族医学史》《中国壮医学》专著的出版，是壮

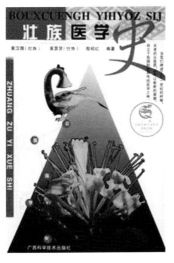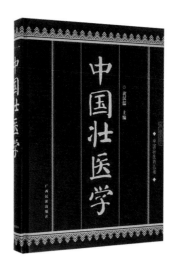

○《壮族医学史》和《中国壮医学》

医发展史上的里程碑。壮医从此可称之为壮医学。经过发掘和整理，壮医理论体系基本形成，这符合辩证唯物主义认识论的发展规律，为我国一些尚未进行总结的少数民族医药做出了榜样。

历史上，壮医药缺乏系统的文字记载，主要是靠口耳相传，经过有关部门和科技工作者 40 多年来的抢救性发掘整理，大量散落在民间的诊疗技法和验方、秘方被整理出来，完成了壮医药的历史源流、药物学、临床经验等方面的著作。现在，壮医药理论体系和医教研体系已经基本形成。

伴随壮医药理论体系的形成，国家有关部门出台了一系列政策和条例，对壮医药产业的发展起到了积极作用。

2008 年，原卫生部（现为国家卫生健康委员会）同意广西开展壮医医师资格考试试点工作，经过两年的试点和总结，从 2010 年开始，将壮医的医师资格考试正式纳入国家医师资格考试范围，实行一年一考制。壮医成为继蒙、维、藏、傣四大民族医之后获得执业医师考试资格的民族医学。壮医医师资格考试制度的实施，意味着壮医从此有了合法"身份证"。

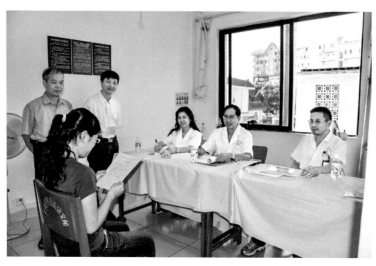

〇壮医执业医师资格考试（模拟考场）

第三节 天、地、人三气要同步

壮族聚居地区处于亚热带，虽然平均气温较高，但四季仍较分明。日月穿梭，昼夜更替，寒暑消长，冬去春来，壮族先民很早就产生了阴阳的概念。壮医认为大自然的各种变化，都是阴阳对立、阴阳互根、阴阳消长、阴阳平衡、阴阳转化的反映和结果。

壮医认为：人禀天地之气而生，为万物之灵；人的生、长、壮、老、死生命周期，受天地之气涵养和制约，人气与天地之气息息相通。天地之气为人体造就了生存和健康的一定"常度"，但天地之气又是在不断变化着的。日夜小变化，四季大变化，都是正常变化。人作为万物之灵，对天地之气的变化有一定的主动适应能力，如天黑了会引火照明，天热了会出汗，天冷了会加衣被。对于天地之气的这些变化，人如能主动适应，就可维持生存和健康的"常度"；如不能适应，就会受到伤害并导致疾病的发生。

壮医认为，整个人体可分为三部：上部天（壮语称为"巧"），包括外延；下部地（壮语为"胴"），包含内景；中部人（壮语称为"廊"）。位于人体中部的"气道"（肺）、上部的"巧"和下部的"廊"，就是一个小天地。这三部之气同步运行，制约化生，就能生生不息。形体功能一致，升降适宜，中和涵养，则气血调和，阴阳平衡，脏腑自安，并能适应大自然的变化。人体的结构与功能，先天之气与后天之气，共同形成了人体的适应与防卫能力，从而达到天地人三气同步的健康境界。

第四节 人体内的三条通道和两条道路

壮医认为，脏腑、气血、骨肉是构成人体的主要物质基础。位于颅内、胸腔和腹腔内相对独立的实体都称之为脏腑，没有很明确的"脏"和"腑"的区分观念。颅内容物壮语称为"坞"、心脏为"咪心头"、肺为"咪钵"、肝为"咪叠"、胆为"咪背"、肾为"咪腰"、胰为"咪曼"、脾为"咪隆"、胃为"咪胴"、肠为

"咪虽"、膀胱为"咪小肚"、妇女胞宫为"咪花肠"。这些内脏各自有自己的功能，共同维持人体的正常生理状态，没有什么表里之分。当内脏实体如肺等受损伤或者其他原因引起功能失调时，就会引起疾病。壮医将谷道（主司消化的器官）、气道（主司呼吸器官）、水道（主司排尿器官）称为三道；将龙路（血液系统）、火路（神经系统）称为两路。壮医认为人体内的谷道、水道、气道以及龙路、火路，都往返运行于骨肉之中。骨肉损伤，可导致上述道和路受阻，从而引发疾病。

壮族是我国最早种植水稻的民族之一，知道五谷禀天地之气以生长，赖天地之气以收藏，得天地之气以滋养人体。食物进入人体得以消化吸收之通道称为谷道，主要是指食道和胃肠道。谷道的主要功能是摄纳和消化吸收其化生的枢纽脏腑在肝、胆、胰。水为生命之源，人体有水道进水出水，因此，人体水液进出的通道称为水道，水道的主要功能是排出汗、尿，其调节枢纽为肾和膀胱。谷道、水道同源而分流，在吸收营养物质后，谷道排出粪便，水道排出汗、尿，而与大自然发生最直接、最密切的联系。气道是人体之气与大自然之气相互交换的通道，进出于口鼻，其交换枢纽的脏腑为肺。刮痧排毒疗法能使人体三道通畅，

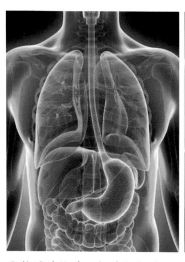
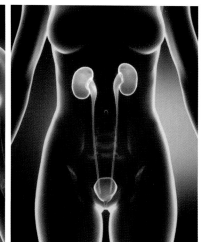

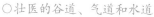
○壮医的谷道、气道和水道

调节有度，人体之气就能与天地之气保持同步协调平衡，就能预防咳嗽等病症。如三道阻塞或调节失度，则三气不能同步，从而相应脏腑功能改变，出现相应病症如咳嗽等。

龙路与火路是壮医对人体内虽未直接与大自然相通，但却是维持人体生机和反应疾病动态的两条极为重要的内封闭道路的命名。壮族传统认为龙是制水的，龙路在人体内即是血液的通道（故有些壮医又称之为血脉、龙脉），其功能主要是为内脏骨肉输送营养。龙路有干线，也有网络遍布全身，其中枢在心脏。龙路通畅，则阴阳平衡，身体健康；若龙路阻滞不畅，则脏腑骨肉缺乏营养而百病丛生；若龙路闭塞不通，则导致机体枯竭而亡。火为触发之物，其性迅速（"火速"之谓），感之灼热。壮医认为火路在人体内为传感之道，用现代语言来说也可称为"信息通道"，其中枢在"巧坞"。火路同龙路一样，其干线及网络也遍布全身，使正常人体能在极短的时间内，感受外界的各种信息和刺激，并经中枢"巧坞"的处理，迅速做出反应，以此来适应外界的各种变化，实现"三气同步"的生理平衡。火路阻滞甚至阻断，会降低或丧失对外界信息的反应能力和适应能力，导致疾病，甚至死亡。

第五节　远离毒和虚就不生病

壮医药理论体系的形成，是建立在对壮族地区常见疾病的认识与诊治的基础上的。壮族地区位于亚热带，山林茂盛，气候湿热，自然界毒性物质众多，有野生毒和动植物腐败产生的毒。野生有毒的动植物和其他毒物如：毒草、毒树、毒虫、毒蛇、毒水、毒矿等，动植物腐败产生毒如：瘴毒、蛊毒、动植物腐败发臭气味等。机体在代谢过程中产生的各种毒物，由于机体原因不能正常排出，积聚体内而形成的内生毒；自然界的风毒、湿毒、热毒、暑毒、火毒等组成的外来邪毒。邪毒、毒物进入人体后，是否发病，取决于人体对毒的抵抗力和自身解毒功能的强弱，亦即取决于人体内正气的强弱。壮医认为，无形之毒致病，一是因为毒性本身与人体正气势不两立，若正不胜邪，则影响三气同步而致病；二是某些邪毒在人体内阻滞三道两路，使三气不能同步而致病。邪毒阻滞三道两路或损耗正气至虚极衰竭，都会导致死亡。

虚即正气虚，或气血虚，虚既是致病的原因，同时也是病态的反应。作为致病的两大因素之一，虚本身可以表现出软弱无力，神色疲劳，形体消瘦，声低气微等临床症状，甚至衰竭死亡。而且因为虚，体内的运化能力和防卫能力相应减弱，特别容易招致外界邪毒的侵袭，出现毒虚并存的复杂临床症状。

壮医认为，毒与疾病的关系最密切，是多种病症的临床表现，更是招致百病的主要病因。无数中毒致病甚至死亡的实例和教训，使壮族先民们对毒有着特别直接和深刻的感受。由此总结了丰富的解救治疗方法。据文献记载和实地调查资料，壮族民间使用的毒药和解毒药在百种以上。

壮医针对毒虚致病而总结提出的调气、解毒、补虚等治疗原则，一是通过技法或方药调理气机补虚，调动和增强人体自身的运化能力及防卫能力，以达到防毒祛毒的目的；二是使用各种有解毒功能的药物，药物进入体内后直接化解毒物或通过三道加快排出毒物。调气解毒补虚不仅是壮医对疾病的治疗原则，同时也是壮医预防疾病和养生保健的基本理念，对治未病也有重要的指导意义。

总之，阴阳为本与三气同步学说是壮医的自然观，三道两路是壮医的生理病理观。邪毒阻滞三道两路或损耗正气，导致三道两路阻塞或调节失度，则三气不能同步，脏腑阴阳功能失司，就会导致身体不健康以及疾病的发生。

第三章　壮医体质学说

第一节　壮医体质理论

体质是指以先天禀赋和后天获得为基础，在个人的生命过程中逐渐形成的、综合的、相对稳定的，包括形态结构、生理功能和心理状态方面在内的固有特质。体质辨识是指以人的体质为出发点，从体质状态和体质分类的不同特性，针对性地把握健康与疾病的整体要素及个体差异，因人制宜地制定防治原则，选择相应的治疗、预防、养生方法。

阴阳为本与三气同步学说是壮医的自然观，三道两路是壮医的生理病理观。三道两路阻塞或调节失度，则三气不能同步，脏腑阴阳功能失司，就会导致身体不健康甚至疾病的发生。因此，三道（谷道、气道、水道）和两路（龙路、火路）的通调畅达不仅是人体健康的基石，还是壮医体质辨识分类的理论依据。

人的体质特点是受多种因素影响的。人类因禀赋、性别、年龄、民族等不同而表现出不同的特点。地形、气候、水质、土壤、阳光、空气等自然因素，以及社会制度、劳动条件、阶级地位等社会因素，彼此互相交织，也不断影响着人体。包括中医学在内的传统医学很早就意识到了疾病的发生和发展是以人体体质的特殊性为主要依据的，体质的强弱决定是否会感受外邪，具体的体质特征又决定着疾病的发病类型。因此，壮族人民归纳总结出人体质特征的分类方法，并运用于临床辨病辨证，这对探求病因、分析病机、判断病变性质、判断病情发展趋向及治疗用药都具有十分重要的意义。

《素问·异法方宜论》载："南方者，天地所长养，阳之所盛处也，其地下，水土弱，雾露之所聚也，其民嗜酸而食胕。

故其民皆致理而赤色，其病挛痹，其治宜微针。故九针者，亦从南方来。"诚然，这里的南方不一定特指壮族地区，但从地理位置及历史文献中南方包括广西在内的情况看，南方应当包括壮族地区。

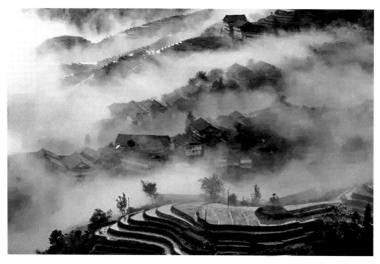

○雾露聚集的壮族地区

第二节　壮医体质分类

根据壮医基本理论和中医相关学说，结合壮族地区环境特点及临床体质调查，壮医总结出以下六种壮医体质类型。

1. 气道质（气虚型体质）

气道质人群形体多瘦弱，面白神疲，肌肉不多，较易出现四肢乏力、少气懒言，易自汗或四肢欠温，食少腹胀，易感冒；性格内向不稳定，胆小敏感多疑，做事不爱冒险；食少不化，或喜食甜食；大便正常或便秘，但不干结，或大便不成形，便后仍有便意；小便正常或偏多；舌胖、有齿印，脉虚弱无力；甲淡红或苍白，软而不坚或有细小竖条纹路；白睛脉络细小、浅淡、色暗。

2. 谷道质（湿热型体质）

谷道质人群形体多肥胖丰腻，腹部肥满松软，面部皮肤油脂较多，多汗且黏；性情平和；口黏腻或甜，喜食肥甘甜黏；大便黏滞，小便短赤；舌体胖大，舌苔白腻，脉滑；甲色暗，甲床增厚、凹凸不平；白睛脉络边缘浸润浑浊，界限不清。

3. 水道质（虚热型体质）

水道质人群形体偏瘦，手足心热；性情急躁，外向好动，活泼；口燥咽干，喜冷饮，胃纳不佳；大便干燥，小便少；舌红少津，脉细数；甲壁薄而脆，甲色鲜红，月痕多；白睛脉络粗大、浅淡、色鲜。

4. 龙路质（寒型体质）

龙路质人群面色无华，形寒喜暖，唇淡口不渴，四肢不温，精神不振；性格多沉静内向；不爱饮水或只爱饮热水；大便多溏，小便清长；舌淡胖，舌苔白，脉沉细无力；甲色青或黑，月痕暴露少；白睛脉络细、散，靠近眼球边缘。

5. 火路质（火型体质）

火路质人群身体壮实，喜冷怕热；面赤时烦，多动少静，声高气粗；口渴喜冷饮，胃纳甚佳；大便干，小便黄；发病易化热，平素易患实热证；耐冬不耐夏，不耐受燥邪。

6. 同步质（平和型体质）

同步质人群形体匀称，健壮，性格多平和、开朗，胃纳佳，二便正常，舌质红，舌苔薄白，甲色淡红润泽，厚薄均匀，光滑洁净，白睛脉络较直，较短，数量少。

因为壮族人群主要聚居于桂、滇、黔地区，这里气候炎热，山地多，雨量足，偏颇体质类型以热、湿为特点，即火路质和谷道质较多。既往的调查也表明，壮族地区的人群中，阳盛体质者居多，其次为阴盛体质（湿型体质）者等。

同时，壮族地区的饮食习惯也是影响体质类型的一个重要因素。壮族群众喜厚腻之品，平素也好喝酒，酒为湿热之品，加上天气炎热，使人体阳气发越于外，容易形成湿热偏盛的体质特点。根据相关调查分析，热型体质（火路质、谷道质和水道质）

人群占的比例较大，而寒型体质（龙路质和气道质）人群占的比例较小，也说明了此点。

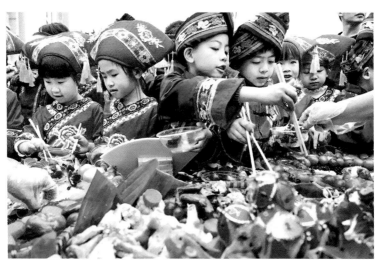

○壮族儿童正在享用壮族美食

另外，临床所见体质往往不是单一类型的，而是交错夹杂又可相互转化的。另外，以上六种壮医体质类型除同步质类型外，其他五种虽为体质类型，但多为病理表现或结果，或有潜在的病理变化，是治未病的重要依据和调治方法，在临床应用时应引起重视。

总之，中医学及各民族医学都有对体质的论述，壮医学是壮族人民长期医疗实践的经验总结，壮医理论中有关体质的论述和应用还有待发掘和总结。我们通过借鉴中医体质学理论的经验，结合壮医学的理论特点，探讨建立壮医体质辨识理论的可能性，使壮医学和中医学及其他民族医学有更广泛的交流。

第三节　壮医体质的调理方法

气道质人群

气道质常见的临床症状有咳嗽、咳痰、咳血、鼻塞、流涕、自汗、乏力、胸闷气喘或胀闷不适等。

三道两路要通调畅达，宜以通调气道、益气补肺为法，饮食不宜过于滋腻，应营养丰富且易于消化。推荐食物：小米、红薯、淮山、鸡肉、鸡蛋、黄鱼、香菇等。可以选用的补气药膳：四君子汤、人参炖鸡。可以选用的营养保健食品：蛋白质粉、维生素B、松果菊提取物。

气道质的人群适合多做户外运动，如慢走、骑自行车、打太极拳等，也可以唱山歌、登高望远以舒畅情志，其中唱山歌是壮族地区喜闻乐见的调节气道质的运动方式。同时，气道质的人忌运动量过大和用猛力及长时间憋气的运动。

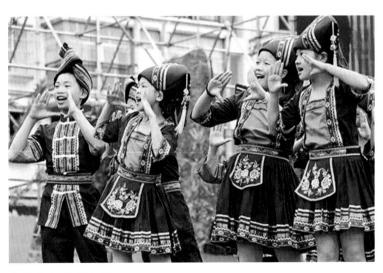

○壮族人民唱山歌

谷道质人群

谷道质常见临床症状有呕吐、嗳气、厌食、腹泻、腹胀、腹痛、便秘、痔疮等。

谷道质人群可按需服用健脾化湿的食物，如将淮山、薏米、陈皮、赤小豆等药物配入膳食。少食滋腻和水分过多的食物。忌过食甜腻、生冷等易生痰的食物。

因谷道质人群形体肥胖，易于困倦，故应根据自己的具体情况循序渐进，长期坚持运动锻炼，如散步、慢跑、乒乓球、羽毛球、网球、游泳、武术，以及适合自己的各种舞蹈等。壮族民间流行的主要舞蹈形式如下：起源于自然崇拜的有蚂蚜舞、铜鼓舞、擂鼓舞、闹锣；反映劳动生活的有捞虾舞、绣球舞、扁担舞、舂米舞；根据本民族爱鸟古风编创的有凤凰舞、翡翠鸟舞、斑鸠舞。

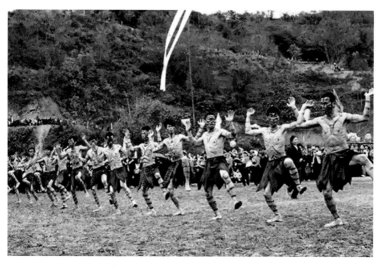

○壮族人民跳蚂蚜舞

水道质人群

水道质常见的临床症状有口渴、口臭、尿频、尿急、尿痛、尿少、盗汗潮热、汗出不止或不畅、浮肿等。

水道质人群可多食瘦猪肉、鸭肉、绿豆、冬瓜等甘凉滋润食物，少食羊肉、韭菜、辣椒、葵花籽等温燥食物。

水道质人群可根据年龄和性别适当参加运动，如年轻人可适当跑步、打球，老年人可适当散步、慢跑、练太极拳等，以通调水道、疏利气血。有专家称壮族花山舞为"壮医乾坤掌子午功"。跳花山舞是壮族人民导引养生的一种锻炼方式。

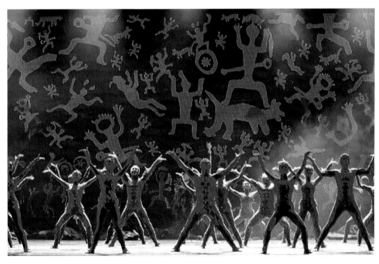

○壮族人民跳花山舞

龙路质人群

龙路质常见的临床症状有头晕乏力，心悸气短，畏寒肢冷，大便溏薄，小便清长，甚至便血或尿血。

龙路质人群可多食羊肉、韭菜、生姜等温阳食物，少食梨、西瓜、荸荠等生冷寒凉食物，少饮绿茶。

龙路质人群可做一些舒缓柔和的运动，如慢跑、散步、练太极拳等，不宜做过于剧烈的运动，避免在大风、大寒、大雾的天气中锻炼。若条件允许，可以参与壮族拾天灯这一既能强身健体，又能陶冶情操的传统体育活动中。

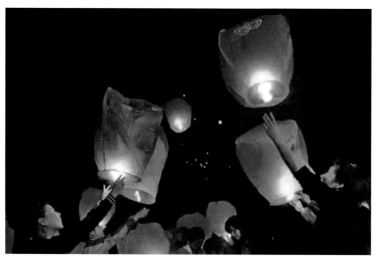

○壮族拾天灯活动

火路质人群

火路质常见的临床症状有怕热喜冷，喜冷饮，经常脸色红赤，口渴舌燥，易烦躁，局部肢体麻木或感觉异常，各种疼痛，小便短赤，易便秘，舌红，苔黄燥，少津，脉数，等等。

火路质人群可多食用清热降火食物，少食辛辣之品。推荐食用偏寒偏凉的食物，如萝卜、梨、小米、绿豆、鸭肉、豆腐、银耳、生地、白芍、菊花、金银花等；推荐食用清热药膳，如豆腐白菜汤、鲜藕汁饮、野苋菜汤；推荐营养保健食品，如 β－胡萝卜素、维生素 E、维生素 C 和硒。

火路质人群可以适当做一些有氧运动，可以选择太极拳、太极剑、气功等动静结合的传统体育项目。锻炼时要控制出汗量，及时补充水分，不宜蒸桑拿。抛绣球是较适合火路质人群参与的一项壮族体育活动。

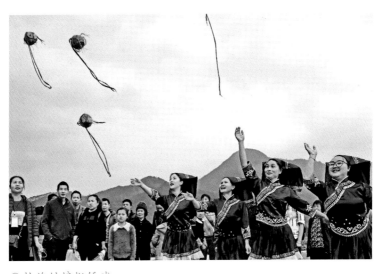

○壮族姑娘抛绣球

第四章 了解特色壮药

第一节 壮医特色方药

广西具有独特的地理环境气候，所以盛产中草药。肉桂、田七、薏米、罗汉果、金银花、山豆根、铁冬青、牛大力等都是沿用已久的壮药。著名的靖西壮族药市，始于唐宋，盛于明清，历史悠久。在壮医的经验积累时期，总结出了大量的专方和专药。

药物分公药、母药两大类

壮医将药性分为寒、热、温、凉四种；药味有酸、甜、苦、辣、咸、麻、淡、涩八种。壮医组方时讲究公药、母药、主药、帮药、带药的配伍原则。壮医认为，病证主要分为阴证和阳证，并据此分为公药、母药两大类。公药针对阴证而设，多为温热滋补调气之药，如肉桂、生姜、紫苏、砂仁、荆芥、土黄芪等；母药针对阳证而设，多属寒凉清热解毒利导之药，如铁冬青、青牛胆、地苦胆、山豆根、土黄连等。主药针对主病主症；帮药协同和加强主药的功效，或协助治疗兼症，或减较主药的毒副作用；带药引诸药直达病所。

善用鲜药和单方

这是壮医用药的重要特色。壮族地区草树繁茂，四季常青，为壮医使用鲜药提供了必要条件。壮医常用的鲜药有上百种，如罗裙带、蒲公英、雷公根、鲜芦根、鲜石斛、鲜紫苏等。内服鲜药多取其滋阴清热之功，外敷鲜药多赖其拔毒解毒之功。鲜蛤蚧、鲜壁虎、鲜毒蛇、鲜蜈蚣等这些动物药，单用或配伍其他壮药，临床实践表明对一些疑难痼疾有较好的疗效。壮医治疗筋骨损伤或虫蛇咬伤之类的疾病，用的几乎都是鲜药，而且多数是单方使用。

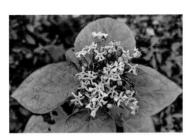
○臭牡丹

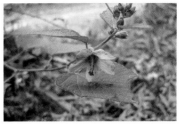
○地桃花

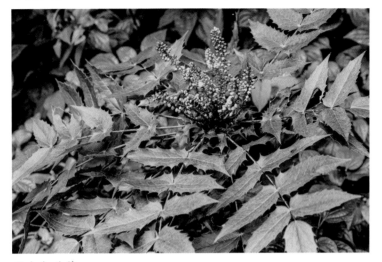
○十大功劳

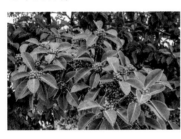
○救必应

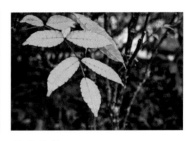
○两面针

善用毒药和解毒药

这与壮族所处的环境有关。壮医常用的毒药和解毒药有近百种，广泛用于内科、外科、妇科、五官科、皮肤科的多种疾病。如曼陀罗、丁公藤、断肠草、羊角扭、水田七、紫茉莉、商陆等，矿物药有硫黄、朱砂、砒石，动物药有水蛭、蜈蚣、斑蝥、毒蛇等。

第二节　几种功效颇高的壮药

壮族在新中国成立前只有语言，没有文字，所以壮医壮药只能靠祖辈相传或徒承师艺的形式在民间流传。下面是几种流传较广且疗效颇高的壮药：

1. 独脚柑。为玄参科独脚金属草本植物。药用全草，功能健脾消食，清热利湿。主治小儿疳积。壮家几乎人人会用此药。用法：鲜草或干品与瘦肉炖吃。

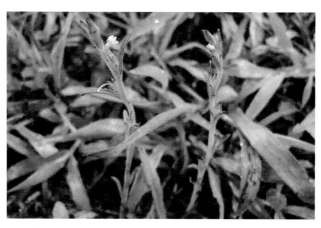

○独脚柑

2. 三叶鬼针草。壮族叫虾钳草，为菊科鬼针属草本植物。该药治疗慢性肝炎颇有效果。用法：大剂量水煎服。

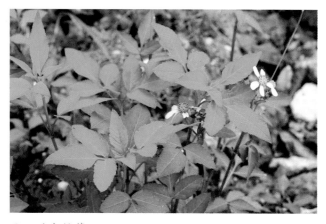

○三叶鬼针草

3. 雷公根。为伞形植物积雪草的全草。味辛、苦，性寒。夏天水煎后加冰糖代茶饮，有预防中暑的作用。

4. 南蛇筋。为苏木科云实属藤状灌木，用根或嫩茎叶水煎服，治外感风热，去疹有良效。

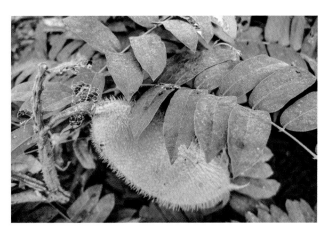

○南蛇筋

5. 苦丁茶。为冬青科的大叶冬青。《中药大辞典》里的苦丁茶有两种，一为构骨，二为大叶冬青，均用叶。大叶冬青味苦，性凉，清暑解毒，主治伤暑高烧、急性胃肠炎、疟疾、解酒，用量30—50克，水煎服。也可以用叶煎水外洗治烧烫伤。两广常喝的"苦丁茶"，所用便是大叶冬青。

广西地处亚热带，药用植物茂盛繁多。遗憾的是没有文字记载，给整理和挖掘壮医壮药带来很大困难。

第三节　养生保健类壮药

壮族地区动、植物资源十分丰富。许多壮药具备养生保健功效，主要包括补气类药、补血类药、补阴类药、补阳类药，举例如下。

黄花倒水莲：补气虚，通气道、谷道、水道。对于身体虚弱、体虚咳嗽、小儿营养不良、食欲不振、失眠多梦、肝炎、风湿痹痛、水肿、月经不调、跌打损伤等病症有保健治疗作用。

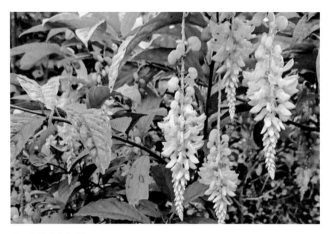

○黄花倒水莲

灵芝：补气血、安心神、通谷道。对于头晕、久咳气喘、心悸、失眠、虚劳、神疲乏力、冠心病、肿瘤等病症有保健治疗作用。

土人参：通气道、补虚、止咳、调经。对于体虚、食欲不振、泄泻、眩晕、月经不调等病症有保健治疗作用。

绞股蓝：绞股蓝素有"南方人参"之说，具有清热解毒、止咳祛痰、补气、抗衰老、抗疲劳等功效。对于慢性气管炎、病毒性肝炎、肾盂肾炎、胃肠炎、泄泻、高血压、动脉硬化症、高血脂等病症有保健治疗作用。

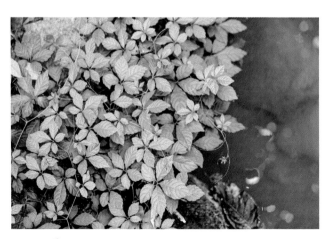

○绞股蓝

何首乌：补气血、益肝肾、润肠通便。对于血虚、眩晕、心悸、失眠、腰膝酸软、须发早白、耳鸣、遗精、便秘等病症有保健治疗作用。

龙眼：补气血，安心神。对于惊悸、怔忡、失眠健忘、血虚萎黄、月经不调、崩漏等病症有保健治疗作用。

桃金娘：通龙路、火路，补血止血。对于血虚、血证、遗精、带下、痢疾、脱肛、烫伤等病症有保健治疗作用。

黄精：补阴虚，调水道、气道、谷道。主治病后体虚、乏力，对于咳嗽、糖尿病、腰膝酸软、阳痿、耳鸣目暗、须发早白等病症有保健治疗作用。

甲鱼：补阴虚，通龙路。对于阴虚发热、体质虚弱、小儿惊痫、癥瘕、闭经、崩漏等病症有保健治疗作用。

核桃：补虚，益肝肾，通气道，调谷道。对于咳嗽、哮喘、失眠、腰痛、尿频、阳痿、遗精、便秘等病症有保健治疗作用。

金毛狗脊：强腰膝，祛风湿，利关节。对于肾虚腰痛、足膝软弱无力、风湿痹痛、小便频数、遗精、白带过多等病症有保健治疗作用。

千斤拔：通调龙路，祛风毒，除湿毒，补虚，强筋骨。对于腰痛、风湿痹痛、四肢痿软、偏瘫、阳痿、食少、腹胀、月经不调、带下、水肿等病症有保健治疗作用。

第五章 壮医饮食疗法

第一节 壮医食补疗法

补虚是壮医三大治则之一,指通过补益人体气血,纠正人体阴阳的失衡,使人体的机能恢复正常状态。壮医补虚的方法有食补和药补。食补是通过饮食疗法来调理人体机能的方法。在食品中加入有补益作用的中草药制成药膳,药食同用,相辅相成,可以防治疾病。

壮族居住地处亚热带,气候湿润多雨,特别适合动植物生长,利于农作物的栽培和种植,因此粮食、蔬菜品种多,动物种类多,资源十分丰富。正如壮医歌谣所唱:"走医补药,常见易得,谷豆六畜,米粟麦黍,豆麻藕莲,茹芋山药,蔬菜水果,各有其功。"壮族人民在用果腹充饥时,发现进食某些食品身体变强壮了或某些疾病好转了,进而有意识地加以运用,形成了食补疗法。壮医食补疗法既可滋补强身、保健益寿,又可治疗疾病。

1.喜食糯米,补中益气。

壮族喜食糯米,由糯米做出的食品形式多种多样,有红枣桂花糖糯米饭、南瓜糯米腊肉饭、竹筒糯米饭、粽子、糍粑、甜酒等。糯米味甘,性温,营养丰富,是温补的食品,具有补中益气、健脾养胃、止虚汗的功效,能够补养人体正气。壮族栽种的糯米有白糯米、黑糯米和红糯米,白糯米补脾气益肺气,而黑糯米和红糯米的补益功效更佳。《宁明州志》(民国三年)载有邓崇医生用糯米汤圆治愈久疟的案例。每晚吃一个炙透的糯米团是民间治疗夜尿多的验方。农历三月三植物生长旺盛之时,壮族人民用红兰草、黄花、枫叶、紫番藤等植物的色素制做五色糯米饭。五色糯米饭不仅色彩斑斓，还带有植物特有的清香，色香味俱全。李时珍在《本草纲目》中记载：服用枫叶汁能使人"止泄益睡，强筋益气力，久服轻身长年"；用枫叶煮成的黑色糯米饭，人食之能"坚筋骨、益肠胃、能行、补髓"。

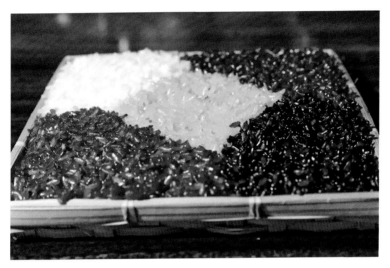

○壮族的五色糯米饭

2 常喝粥，健脾养阴。

在壮族农村，尤其是桂中一带，日常饮食通常是一饭三粥，晨起煮一大锅粥，早餐、中餐和午餐后的"小餐"都是喝粥。小孩随饿随喝，不论餐数。粥主要以五谷杂粮为原料熬煮而成，壮医根据本地区的气候炎热和人体多气阴两虚的特点，常在五谷杂粮内添加相应的药物做成药粥，例如荷叶粥、绿豆粥、清补凉粥、莲子粥、淮山粥、百合粥、冬瓜粥、银耳粥、黄芪茯苓粥、八宝粥、薏米玉米粥等等。有的地方爱喝肉粥，就在粥中加入肉片或肉末、盐和少许葱姜，做成各种肉粥，如牛肉粥、鸡肉粥、鱼片粥、田鸡粥等。

现代研究发现，粥的原料——谷类除了含有淀粉，还含有人体必需的蛋白质、糖类、矿物质、多种维生素和大量的食物纤维。经慢火久熬之后，质地糜烂稀软，甘淡适口，很容易被人体消化吸收。在气候炎热而导致人体气阴亏损时，常喝粥可以最迅速、最直接地补充人体所需的营养、水分和能量。

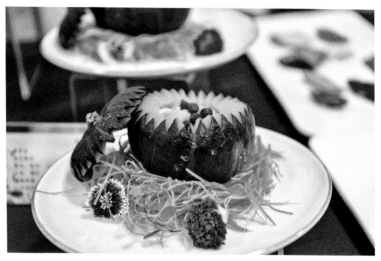

○壮族的南瓜粥

3. 常喝小酒，温通经络，畅通气血，补肾壮阳。

在壮族村寨，家家会酿酒，几乎人人能喝酒。赶圩相逢、碰面小聚，必以酒相待。所饮的酒，小部分由圩集买回，大部分是自家酿造。广西酿酒历史悠久，宋代的周去非在《岭外代答》中记载："广右无酒禁，公私皆有美酝。""诸郡富民，多酝老酒，可经十年，其色深沉赤黑而味不坏。"

酒具有温通血脉、祛寒除湿、行药势之功。壮族自酿家酒多为低度。有以粮食为原料的木薯酒、红薯酒、糯米酒，有将一些具有保健作用的植物加入粮食酒中的复合酒，如金樱酒、山捻子酒、龙眼酒等，少量饮用可以强身健体、延年益寿。

壮族人民款待宾客的糯米甜酒，在壮族地区已有上千年的历史。糯米甜酒可温胃祛寒、益气补血，桂北地区产妇常食之以防

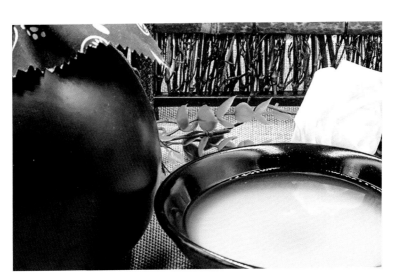

○壮族的糯米甜酒

治产后体虚受寒、血亏乳少。山捻子酒可暖脾胃，唐代的《岭表录异》记载："其子，外紫内赤，无核，食之甜软，甚暖腹，并益肌肉。"直至今天，壮族民间酿酒之风仍兴盛不衰。凡逢年过节、红喜白丧、新居落成、庆生祝寿、春插秋收等重大事情，无不酿酒待客欢饮。

第二节　壮医食疗验方

壮医认为，人为万物之灵。人与动物之间，同气相求，血肉有情之动物可以补虚，故临床上常用动物药来调气、补虚。取像比类，每种动物的脏器或特定部位，可以调节或增强人体相应脏器或特定部位的机能，在临床上具有特定的用途，发挥特殊的治疗作用。壮医民间流行最广，知晓度最高，群众最认可的食疗理念是"吃什么，补什么"，"一方水土，养一方人"，这是壮医食疗理论的基础。

1. 五指毛桃猪肚汤

处方：五指毛桃 50 克，猪肚 100 克，炖食。

主治：脾胃功能虚弱，萎缩性胃炎。

2. 牛大力猪尾椎骨汤

处方：牛大力 30 克，千斤拔 30 克，猪尾椎骨 250 克，炖食。

主治：腰肌劳损，肾虚腰痛。

3. 扶芳藤调经汤

处方：扶芳藤 30 克，黄花倒水莲 30 克，熟鸡蛋 1 只，煮食。

主治：血虚月经不调。

4. 九龙藤猪脚汤

处方：九龙藤 100 克，猪脚 250 克，姜、酒适量，炖食。

主治：病后虚弱。

5. 倒水莲猪筒骨汤

处方：黄花倒水莲 50 克，黄根 50 克，扶芳藤 30 克，猪筒骨 250 克，炖食。

主治：贫血。

6. 黄根猪脚汤

处方：黄根 100 克，猪脚 250 克，炖食。

主治：肝硬化。

7. 桃金娘根瘦肉汤

处方：桃金娘根 30 克，猪瘦肉 100 克，炖食。

主治：慢性肝炎。

8. 鱼腥草瘦肉汤

处方：鲜鱼腥草 30—50 克，猪瘦肉 100 克，煮汤喝。

主治：外感咳嗽。

9. 豆豉姜瘦肉汤

处方：豆豉姜 30 克，蓝姜 10 克，老姜 10 克，猪瘦肉 100 克，煮汤喝。

主治：感冒头痛。

10. 水蜈蚣冰糖汤

处方：水蜈蚣 30 克，冰糖 30 克，炖 1 小时服。

主治：赤白痢。

11. 杠板归瘦肉汤

处方：杠板归 30 克，南瓜根 90 克，猪瘦肉 120 克，炖食。

主治：瘰疬。

12. 地桃花猪脚汤

处方：地桃花30—60克，猪脚250克，酒50ml，炖3小时后食用。

主治：风湿性关节炎。

13. 野牡丹瘦肉汤

处方：野牡丹30克，金樱子根15克，瘦猪肉100克，红酒适量，炖食。

主治：跌打损伤。

14. 水杨梅瘦肉汤

处方：水杨梅30克，猪瘦肉100克，鸭蛋1个，炖食。

主治：老年头痛。

15. 蔷薇根瘦肉汤

处方：鲜蔷薇根30克，猪瘦肉100克，炖食。

主治：尿频，妇女月经过多。

16. 青葙子鸡肝汤

处方：青葙子10克，鸡肝1付，煮食。

主治：风热流泪。

17. 夜来香鸡肝汤

处方：夜来香、夜明砂各6克，鸡肝1付，煮食。

主治：夜盲症。

18. 粪箕笃猪大肠汤

处方：粪箕笃15克，肾蕨15克，猪大肠100克，炖食。

主治：脱肛。

19. 叶下珠猪肝汤

处方：叶下珠根10克，铁包金10克，猪肝50克，炖食。

主治：小儿疳积。

20. 黄蜀葵猪脚汤

处方：黄蜀葵根50克，猪脚250克，黄豆200克，炖食。

主治：产后缺乳。

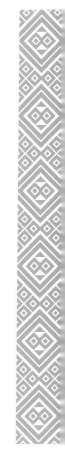

21. 无根藤瘦肉汤

处方：鲜无根藤 30 克，猪瘦肉 100 克，炖食。

主治：习惯性鼻出血。

22. 铁包金猪大肠汤

处方：铁包金 30 克，猪大肠一段约 150 克。将铁包金纳入猪大肠内，加水炖 1 小时后服。

主治：痔疮。

23. 排钱草母鸭汤

处方：排钱草 30 克，母鸭肉 100 克，炖食。

主治：妇女月经不调、闭经。

24. 土人参猪肚汤

处方：土人参 60 克，猪肚 100 克，炖食。

主治：盗汗、自汗。

25. 金毛狗脊猪肉汤

处方：金毛狗脊 30 克，猪瘦肉 100 克，炖食。

主治：老年肾虚尿频。

26. 石仙桃猪肺汤

处方：石仙桃 30 克，猪肺 100 克，炖食。

主治：肺结核咳血、久咳、胃炎。

27. 葫芦茶猪脚汤

处方：葫芦茶 60 克，猪脚 250 克，炖食。

主治：风湿关节痛。

28. 独脚疳猪肝汤

处方：独脚疳 10 克，猪肝 30 克，炖食。

主治：小儿疳积。

第三节　壮族药膳甄选

药膳发源于我国传统饮食和中医食疗文化，它"寓药于食，寓养于膳"，即将药物作为食物，又将食物赋予药用，既具有营养价值，又可防病治病、保健强身。

2022年9月25日，由广西壮族自治区中医药管理局主办的"广西区直医疗卫生机构第一届中药壮瑶药药膳大赛"圆满结束。广西国际壮医医院的"三道两路"代表队获团体二等奖，"月子无忧"代表队获团体三等奖，广西国际壮医医院的李妮获个人二等奖，利泉强获个人三等奖。

药膳山歌在现场响起，"桃鸭戏水莲""展翅高飞"等体现壮瑶特色的菜品一一呈现在评委面前……凭借色、香、味及药用功效俱全，获得了专家评委们的好评。

1. 桃鸭戏水莲

功效：健脾益气，行气利湿。

适用人群：脾胃虚弱、湿热症患者。

食材：老鸭，冬瓜。

药材：五指毛桃、黄花倒水莲、白术、茯苓、甘草。

方解：民间有"大暑老鸭胜补药"的说法，夏季食鸭，去内热，健脾利水。冬瓜味甘，清热解暑，利水消肿。五指毛桃、黄花倒水莲，两味常用壮瑶药，益气健脾（调气道谷道用药）；白

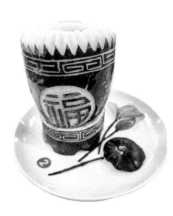

○桃鸭戏水莲

术味甘苦而性温，健脾燥湿。茯苓味甘、淡，性平，既能利水渗湿，又能健脾止泻，能补能泻。甘草调和诸味。

2.山南紫马薏莲莲

功效：健脾化湿，调理谷道。

适用人群：脾虚湿困、食少倦怠、便溏泄泻者。

食材：山药、紫薯、南瓜、马铃薯、糯米、桂花。

药材：薏米、莲子、红枣、罗汉果。

方解：紫薯、南瓜、马铃薯、糯米合而为泥，和胃健中。止泻。山药味甘，性平，为培补中气最和平之品。莲子肉味甘、涩，性平，功能清心醒脾，补脾止泻。薏米味甘、淡，性凉，健脾利水渗湿。大枣补脾和胃，益气生津，调理营卫。罗汉果，味甘，清热，提神生津，被誉为东方神果。桂花芳香醒脾开胃。以上各味共奏健脾化湿，调理谷道之功。

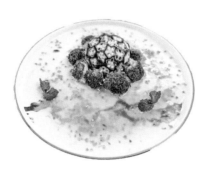

○山南紫马薏莲莲

3.栗健八百里

功效：补中益气，健身壮力。

适用人群：脾气亏虚体弱、食少乏力、眩晕、水肿症者。

食材：牛肉，栗子。

药材：党参、砂仁、白术、黄芪、陈皮、生姜。

方解：牛肉味甘，补脾胃，益气血，强筋骨。板栗甘平，主益气，厚胃肠。党参味甘，性平，补中益气、养血生津。砂仁味辛，性温。化湿行气，醒脾和胃，黄芪性味甘微温，补气升阳，益卫固表。白术味甘苦而性温，健脾燥湿。陈皮理气健脾。全方配伍，补中益气，强健筋骨。

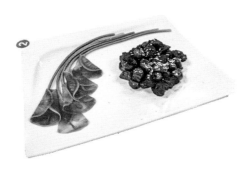

○粟健八百里

4. 金葫降酸茶

功效：具有除湿毒、清热毒，调水道，也可排尿酸、降脂、延年益寿等保健治疗，通龙路、火路气机之功效。

适宜人群：高尿酸血症以及高脂血症人群。

食材：葫芦茶、金钱草、车前草、绵萆等。

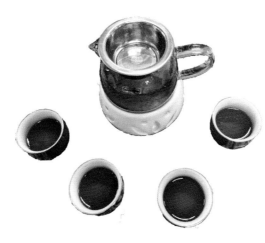

○金葫降酸茶

5. 风清气正——壮妹甜杏露

功效：润肺顺气，清宣气道。

适用人群：气道失调，肺虚咳喘等人群。

食材：杏仁粉、罗汉果甜苷、白果。

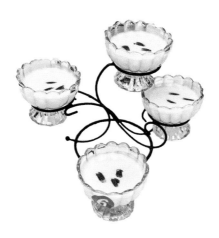

○风清气正——壮妹甜杏露

6. 展翅高飞

功效：健脾益胃、清热生津、养润肺腑。

适用人群：大病体虚，术后、产后等脾胃虚弱者。

食材：鸡肉、干虫草花、铁皮石斛、五指毛桃、龙眼肉、红枣。

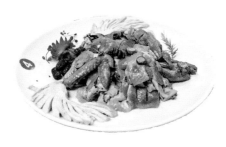

○展翅高飞

7. 碧绿荷塘——壮家莲香鸭

功效：补中益气，健运谷道。

适用人群：谷道失调，脾虚湿困等人群。

食材：水鸭、猪龙骨、姜、葱、莲子、新鲜荷叶。

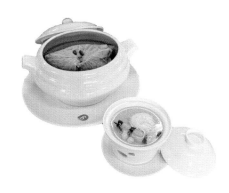

○碧绿荷塘——壮家莲香鸭

8. 花山好寐羹

功效：养阴和中，清心安神。

适用人群：脾胃虚弱，入睡困难人群。

食材：百合、藕粉、广山药、龙眼肉、炒麦芽、麦冬、炙甘草、枸杞、莲子。

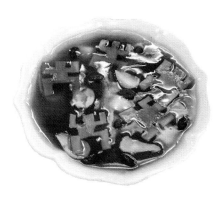

○花山好寐羹

9. 五彩绣球

功效：补脾养胃、生津益肺、补肾涩精。

适用人群：脾虚泄泻者。

食材：五色糯米、猪肉、广山药、香菇、马蹄。

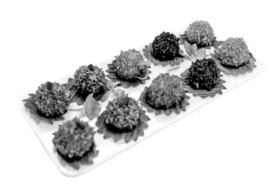

○五彩绣球

10. 花蚝悦颜汤

功效：补肝脾肾，滋阴助寐，美容养颜。

适用人群：失眠多梦、神经衰弱者。

食材：生蚝、花胶、生姜、排骨、牡蛎、龙眼肉、砂仁、炙甘草、枸杞、五指毛桃。

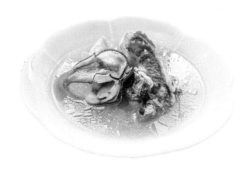

○花蚝悦颜汤

11. 三阳开泰——壮家香羊扣

功效：温肾壮阳，燠暖水道。

适用人群：水道失调、肾阳虚衰者。

食材：马山黑山羊、仔姜、肉桂、八角茴香、广陈皮、小茴香、当归。

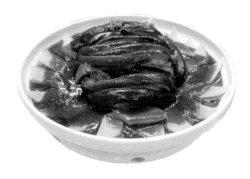

○三阳开泰——壮家香羊扣

第六章　壮族养生保健习俗

　　壮族的民俗和壮医学有着深厚的联系。一方面，古代的壮族地区生产和生活条件都比较艰苦，很少有人对本民族的医药卫生经验进行文字总结。在这种情况下，许多医药保健方式和活动往往以民俗的形式表现出来。这些民俗成为壮族医药的一种特殊的记载和传录方式，代代相传。另一方面，在壮族的民俗传承演化过程中，壮医药知识不断渗透影响，指导并推动着民俗的演化和发展，使民俗逐渐蕴涵了许多壮族医药的卫生知识和医学思想。

第一节　药物保健习俗

　　壮族地区处亚热带地区，历来潮湿多雨，气候炎热，毒蛇猛兽极多，加上败草腐叶的霉毒之气，自然环境恶劣，"草木水泉皆禀恶气"。壮医在长期的实践中意识到防重于治，强调"未病先防"，并积累了丰富的防毒经验。壮族地区山高林密，多雨酷热，壮族人民在瘴气雾露弥漫时外出赶路，必口含生姜以辟秽；野外耕作时，为防暴雨淋湿后伤风感冒，常用姜葱汤淋浴和热服姜葱汤，以祛寒湿；溽暑高温多雨时，壮族人民必用白矾过滤饮用水，并多吃生蒜，以防虫毒在体内滋生；当病疫流行之时，壮族人民走村串寨回家后常用草药汤洗澡，以避秽解毒；年老体弱者，常用辟秽解毒或舒筋活络之品垫席而睡；正在发育的儿童，则于胸腹佩戴芳香解毒之品；凡有妇女分娩，待其产后必在产房中焚烧苍术，在产房门楣插一根柚子树枝以祛邪气、防外感。

　　靖西和忻城等壮族聚居的地区有药市的习俗，其中靖西的药市已有上千年的历史。《靖西县志》记载："五月五日，家家悬艾虎，持蒲剑，饮雄黄酒，以避疫疠。"每年端午节，壮族男女老少都去逛药市，一方面可以饱吸百药之气，预防疾病的发生，另一方面则可以交流和传播壮药知识。这不但是一种有关医药的良好民俗，也是壮族民间医药经验自发性质的大交流。

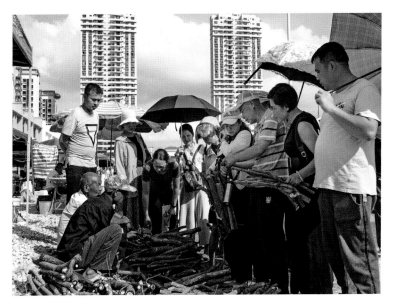

○壮族人民逛药市

值得一提的是壮族先民奇特的"防治未病"的民俗——鼻饮。据《汉书·贾捐之传》云："骆越之人，父子同川而浴，相习以鼻饮……"鼻饮，具有"凉脑快膈"的功效，这是壮族先民为了抵御南方湿热地气和动植物腐臭之气混合而成的瘴毒和防暑降温而创造的一种保健习俗。现今壮医使用的洗鼻雾化疗法，对呼吸系统疾病有一定的防治效果。

第二节　饮食习俗

壮族地区都有食用五色糯米饭的风俗。五色糯米饭不仅色鲜味香，而且具有清热利湿、行气健胃等保健作用，是壮族饮食文化中的代表性食品。壮医药膳是在壮医辨证配膳理论指导下，由药物、食物和调料三者精制而成，具有食品的色、香、味。虽然加入部分药材，但由于注意药物性味的选择及配伍，讲究烹调技术，因而壮医药膳大多美味可口，深受人们的喜爱，特别适合于怕苦而不愿服药的儿童。壮医药膳是一种既有药物功效、又有食品美味，能够防病治病、强身益寿的特殊食品。又如，产妇为了预防产后乳汁缺乏症，常食用汁液多的食物；如果乳汁不通，依据"以白治白"的思想，用白浆木瓜炖猪脚来治疗。

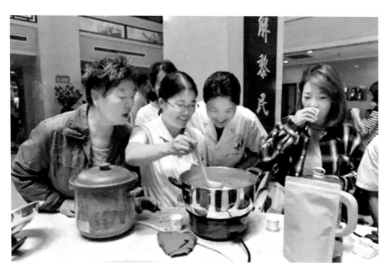

○壮医向人们介绍壮族药膳

第三节　居处风俗

干栏建筑也是壮族先民为适应南方自然环境而采用的一种卫生保健手段。《旧唐书》记载："土气多瘴疬，山有毒草及沙虱、蝮蛇，人并楼居，登梯而上，号为干栏。"干栏建筑的结构特点，有利于克服南方多雨潮湿、山岚雾露、多毒蛇猛兽的环境，而且改善了通风、采光、日照等条件。另外壮族人民有早睡早起、日出而作、日落而息的良好生活习惯，这种顺应四时、起居有常的思想对未病先防仍具有十分现实的意义。

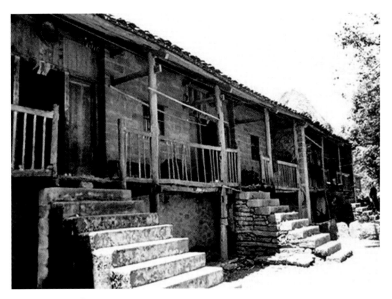

○壮族干栏建筑

第四节　情志调养习俗

壮族地区歌多，歌美，到处都能听到嘹亮的歌声。每到圩日，壮族人民都会汇集歌圩，对唱山歌。尤其是壮族每年的三月三歌圩，这不仅是传播壮族文化的重要场所和形式，也是壮族人民交流思想感情，保持乐观、开朗、豁达和良好心情的一种方式。壮族人民已把歌舞作为生活中不可缺少的组成部分，故壮族的生活中多欢歌笑语，少忧愁苦闷。广西巴马是国际自然医学会认定的世界五大长寿地区之一。虽然巴马长寿老人的物质生活并不富裕，但他们的人生理念为乐天知命、知足常乐、恬淡和谐，对生活无过高的欲望和要求。巴马长寿老人的这种心态，减少了不良的精神刺激和过度的情绪波动，能够保持心情舒畅，精神愉快。

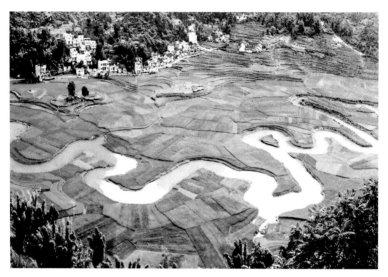

○巴马命河

第五节　体育运动习俗

　　壮族自古以来就是个能歌善舞、喜爱体育运动的民族。壮族人民自少年时代起便长年参加各种体力劳动，活到老动到老，终生不止。壮族人民在长期的劳动生活中，因地制宜地形成了自己的传统体育活动。这些活动丰富多彩，既是劳动之余的文娱活动，也是壮族人民养生保健、增强体质的手段。比较喜闻乐见的传统体育活动有对山歌、打扁担、板鞋舞、打秋千、踩风车、打磨秋、打滚石等。在节日里还有抛绣球、赛龙舟、拾天灯等传统健身活动。此外还有壮医创编的具有独特保健功效的壮拳。

　　在广西左江花山岩画上就描绘有集体祭祀的舞蹈场面，人物动作是典型的舞蹈动作或功夫动作，是壮族极富地方特色的一种舞蹈。而在典型画面中，人物正面形如站桩形式，双膝微弯成平马步，双肘微屈上举成莲花掌，是一种典型的功夫动作形象。这些舞蹈和导引可以振作精神、健身防病，是源远流长的原始保健方法之一。

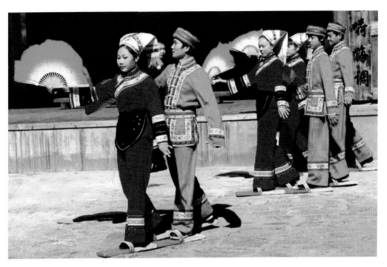

○壮族板鞋舞

第六节　蓝靛制衣

壮族的传统服饰基本都是用自纺、自织、自染的布料，颜色以黑色和蓝色为主，这也和岭南地区的气候环境和卫生要求有关。壮族传统服饰能使人体凉爽，又可防避蚊虫。蓝色为蓝靛所染。用蓝靛染色的服饰不仅耐脏、耐晒，同时还具有药用价值，对于刺挂草割引起的皮肤伤痛以及虫咬烂疮等皮肤疾病，都可起到消炎止痒的作用。唐代陈藏器编著的《本草拾遗》中记载：蓝"敷热疮，解诸毒，滓敷小儿秃疮热肿"。明代李时珍在《本草纲目》中记载："凡蓝五种，辛苦、寒、无毒"，"止血、杀虫、治噎膈"。在靖西，一般采用菘蓝制取蓝靛，而菘蓝就是板蓝根，有清热、解毒、消炎的功效。蓝靛的作用不仅仅是染色作用，更重要的是医疗作用。岭南气候炎热，皮肤易生病菌，蓝靛染布穿在身上，既可以抵挡紫外线的辐射，又可以清热解毒，防治皮肤病。随着科技的发展，人们逐渐意识到化学染料对皮肤的伤害，无毒环保的染料开始流行，而蓝靛由于其独特的保健功效更是备受青睐。

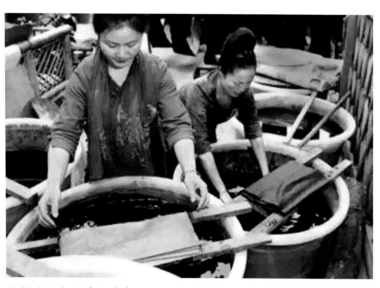

○壮族妇女用蓝靛染布

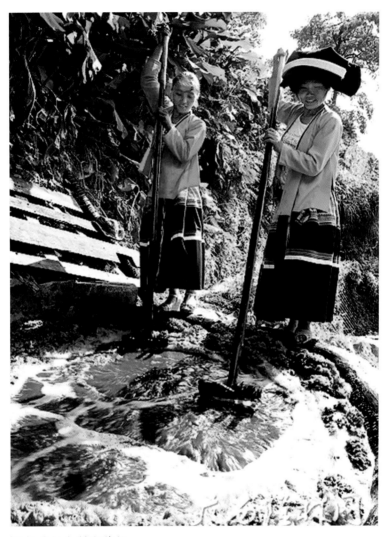

○壮族妇女制取蓝靛

第七章　壮医特色诊疗技法

第一节　壮医药线点灸疗法

一、概念

壮医药线点灸疗法是用壮药泡制的苎麻线，点燃后直接灼灸患者体表的某些部位或穴位，达到治疗疾病目的的一种方法。该疗法具有温通止痛、消瘀散结、固本强身等功效。

二、适应证

（1）痧病、胃脘痛、头痛、头晕、风湿关节疼痛等内科疾病。

（2）带状疱疹、慢性湿疹、荨麻疹、皮肤瘙痒等皮肤病。

（3）痛经、附件炎、带下病等妇科病。

（4）疳积等儿科疾病。

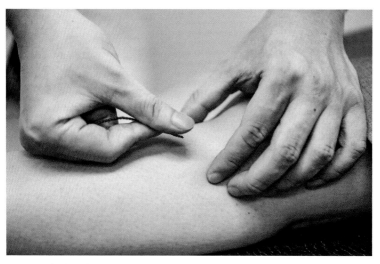

〇壮医药线点灸疗法

（5）眼干、视物模糊等眼科疾病。

（6）口腔溃疡等口腔科疾病。

（7）耳鸣等耳鼻喉科疾病。

第二节　壮医药物竹罐疗法

一、概念

壮医药物竹罐疗法是用煮沸的壮药液加热特制的竹罐，再将竹罐趁热吸拔于治疗部位，以达到治疗目的的一种方法，具有祛风毒、除湿毒、化瘀毒、散寒毒、清热毒、消肿痛、通调龙路和火路气机等功效。

二、适应证

本疗法适应证较广泛，各科疾病均可应用。主要用于寒毒、瘀毒、痧毒所致之病证，如痹病、痧病、各种原因引起的腰腿痛、颈椎病、肩背酸痛、肢体麻木、半身不遂、肌肤麻木不仁或痹冷疼痛不适、骨折愈后瘀肿、跌打损伤、头痛、带状疱疹后遗神经痛等。

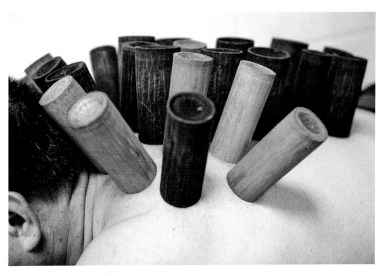

○壮医药物竹罐疗法

第三节　壮医敷贴疗法

一、概念

壮医敷贴疗法是将壮药敷贴于人体某些部位或穴位上，通过皮肤对药物的吸收，达到预防和治疗疾病的一种外治疗法，具有调气血、通道路、平阴阳、祛邪毒等功效。

二、适应证

（1）内科疾病，如痹病、咳嗽、哮喘、中风、高血压、失眠、胃痛、呕吐、呃逆等。

（2）外科疾病，如瘰疬、前列腺肥大、腰腿痛、骨折、跌打损伤、痈疮肿毒等。

（3）妇科疾病，如痛经、乳腺增生、慢性盆腔炎、子宫肌瘤等。

（4）儿科疾病，如疰腮、小儿泄泻、疳积、小儿厌食症、小儿支气管炎等。

（5）五官科疾病，如过敏性鼻炎、近视、副鼻窦炎、急性扁桃体炎等。

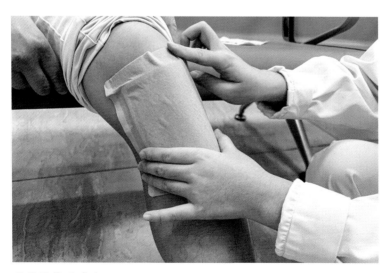

○壮医敷贴疗法

第四节　壮医刺血疗法

一、概念

壮医刺血法是用针刺人体的某些部位或穴位，运用挤压或拔罐等方法使针眼出血，以达到治疗目的的一种方法，具有调整阴阳、调理气血、止痛消肿、通调龙路和火路气机等功效。

二、适应证

主要用于火毒、热毒炽盛的阳证、实证、热证。如痧病、外感发热、痛风、类风湿关节炎、强直性脊柱炎等风湿病；跌打损伤瘀肿；颈肩腰腿痛，腱鞘炎；带状疱疹后遗神经痛；疳积、急性咽炎、目赤肿痛、昏厥、中暑；疮、痈、无名肿毒等。

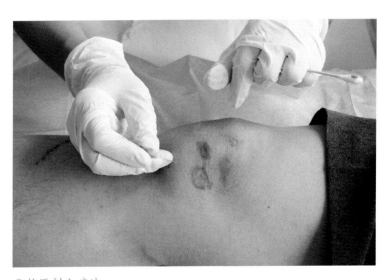

○壮医刺血疗法

第五节 壮医刮痧疗法

一、概念

壮医刮痧疗法是以壮医理论为基础，利用刮痧器具在患者皮肤相关经络穴位反复刮拭，通过良性刺激，充分激发天、地、人三部之气，使三气同步，起到疏通三道两路、活血化瘀、排毒的作用，从而达到治疗目的的一种独特方法。

二、适应证

主要用于各类痧病，如感冒，发热，咳嗽，风湿病，急慢性胃肠炎，小腿痉挛，中暑，失眠，黄褐斑，肥胖症，以及头痛、牙痛、三叉神经痛、偏头痛等痛证。

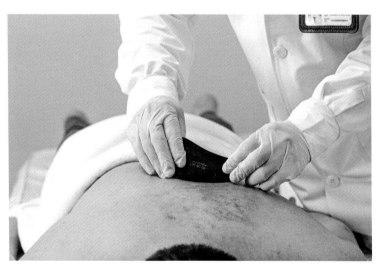

○壮医刮痧排毒疗法

第六节　壮医针挑疗法

一、概念

壮医针挑疗法是使用三棱针通过不同的挑刺手法，挑破浅层皮肤反应点或挑出皮下纤维，以疏通龙路和火路、调节三道气机、逐瘀毒外出，从而治疗疾病的一种方法，具有清热毒、除湿毒、活血祛瘀、消肿止痛等功效。

二、适应证

主要用于风寒湿毒、瘀毒痹阻龙路、火路所致的各种病症，如颈肩腰腿痛、肩周炎、关节炎、颈椎病、手足麻木、中风、偏瘫、跌打损伤；各种痧病；哮喘、慢性咳嗽等肺部疾病；皮肤病，如带状疱疹后遗神经痛、湿疹、痤疮等。

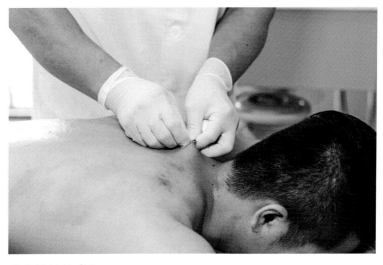

○壮医针挑疗法

第七节　壮医坐盆疗法

一、概念

壮医坐盆疗法是用药物熬制药液，通过坐浴达到治疗目的的一种方法，具有祛风毒、散寒毒、除湿毒、化瘀毒、清热毒、活血、散结、消肿、止痒等功效。

二、适应证

主要用于风毒、寒毒、湿毒、热毒内阻等引起的病证。妇科疾病，如阴道炎、附件炎等；外科肛周疾病，如痔疮、肛裂、肛周脓肿等。

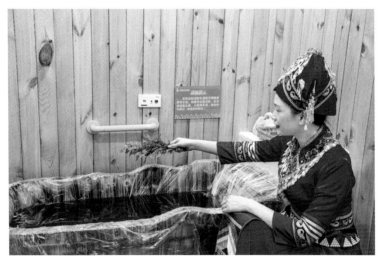

○壮药熏洗疗法

第八节　壮医灯草灸疗法

一、概念

壮医灯草灸疗法又名灯火灸疗法，是用灯心草蘸植物油，点燃后直接或间接灼灸病变部位或穴位，以达到治疗目的的一种方法，分为明灯灸、阴灯灸和余热灸三种。

二、治疗方法和适应证

明灯灸：将点燃的灯心草慢慢地向穴位移动，稍停瞬间，待火焰略变大，则立即垂直点触于穴位上，随之发出清脆的"啪、啪"声，火亦随之熄灭，一般每穴灸1—2次。阴灯灸：施术者手持点燃的灯心草并用拇指压一下，再用温热的拇指按压穴位，每穴灸2—3次。余热灸：用灯心草1—3根浸油后点燃，随后立即把火吹灭，利用灯心草的余热点灸患者穴位。该疗法可疏通道路、畅行气血、通达内外、宣泄邪毒、补益正气、能补能泻，能温能清，有扶正与祛邪两方面的作用，适用于内科、外科、妇科、儿科、五官科、皮肤科等科的多种病症。

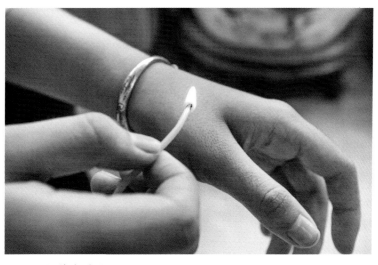

○壮医灯草灸疗法

第八章　桂十味特色壮药

"桂十味"是广西壮族自治区中医药管理局等八部门公布的具有品质佳、疗效好、知名度高、文化底蕴深厚的十种广西道地壮药材，包括肉桂、罗汉果、八角、广西莪术、龙眼肉、广豆根、鸡血藤、鸡骨草、两面针和广地龙。

为便于读者加深对壮医药的理解，我们在每味特色壮药的主治病症那一栏，使用壮医病名，其后括号里使用的是对应的中医或西医病名。

第一节　肉桂

肉桂在我国主要分布于广西、广东，其中广西的桂平、平南、藤县、苍梧、岑溪、容县、防城、东兴、上思等地为肉桂的

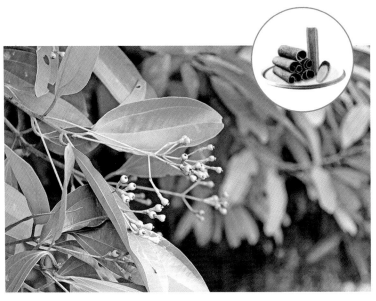

○肉桂

主要产区。"广西肉桂"为国家地理标志保护产品，种植面积和桂皮产量均占全国的 60% 以上，具有皮厚、色泽光润、含油率高、味辛香偏辣、药用和香料用兼优等特点。

道地沿革

《名医别录》　牡桂"生海南山谷"，箘桂"生交趾、桂林山谷岩崖间"，桂"生桂阳"。

《新修本草》　出融州、桂州、交州，甚良。

《本草拾遗》　按桂林、桂岭，因桂为名，今之所生，不离此郡。从岭以南际海尽有桂树，唯柳、象州最多。

药材名	肉桂
来源	为樟科植物肉桂 *Cinnamomum cassia* Presl 的树皮。
别名	玉桂、桂树、桂皮、牡桂、肉桂皮。
壮名	能桂，Naengigveq。
性味	热，辣、甘。
功效	通调龙路、火路，祛寒毒，行气止痛，补火助阳。
主治	头痛，核尹（腰痛），心头痛（胃痛），胁痛，墨病（哮喘），阳虚头晕，委约（阳痿），遗精，月经不调，阴疮。

第二节　罗汉果

罗汉果植物适应性较强，分布在我国华南地区的大部分山区。广西是我国罗汉果最大的产区，以广西北部桂林市永福、临桂和龙胜最为集中。广西出产的罗汉果具有个大、表面有光泽、皮薄脆、果瓤饱满等显著特点。

道地沿革

《修仁县志》　罗汉果可以入药，清热治嗽，其果每生必十八

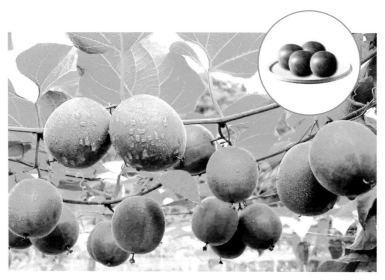

○罗汉果

颗相连，因以为名。

《昭平县志》 罗汉果如桐子大，味甜，润肺，火证用煲猪肺食颇有效。

《药物出产辩》 罗汉果产于广西桂林府。

药材名	罗汉果
来源	为葫芦科植物罗汉果 *Momordica grosvenori* Swingle. 的果实。
别名	拉汗果、假苦瓜。
壮名	芒裸寒，Maklozhan。
性味	凉，甘。
功效	通气道谷道，清热毒，止咳化痰，生津润肠。
主治	货烟妈（咽痛），声音嘶哑，埃病（咳嗽），比耐来（咳痰），唉百银（百日咳），陆裂（咯血），阿意勒（便血），阿意囊（便秘），阿尿甜（消渴）。

第三节 八角

广西是我国公认的八角主产区，素有"八角茴香之乡"的美称。广西八角的产量约占全国产量的85%，占世界产量的70%以上。全区除桂林以外均有分布，其中防城、百色、南宁、玉林、梧州是区内五大产区。角瓣粗短，果壮肉厚，气味芳香而甜是广西八角的显著特点。

道地沿革

《岭外代答》 八角茴香，出左右江蛮峒中（今广西西南部）。

《本草纲目》 茴香，八角珠……广西左右江峒中亦有之。

《本草原始》 出闽、广（今福建、广西、广东一带）。

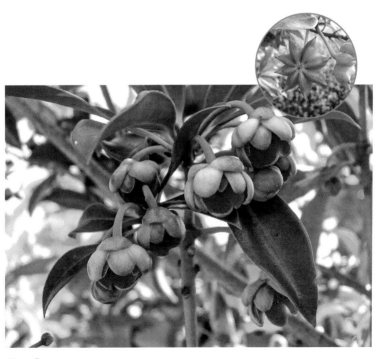

○八角

药材名	八角
来源	为木兰科植物八角茴香 *Illicium verum* Hook.f. 的成熟果实。
别名	大茴香、八角茴香、大料、五香八角、八月珠。
壮名	芒抗，Makgak。
性味	热，辣、甘。
功效	祛寒毒，调火路，通谷道，止痛。
主治	鹿（呕吐），心头痛（胃痛），核尹（腰痛），疝气，额哈（毒蛇咬伤）。

第四节　广西莪术

广西莪术是广西道地的传统中药材植物，又名毛莪术、桂郁金。野生莪术资源主要分布于我国广西、云南、重庆等地，其中以广西莪术资源最丰富。广西上思、贵港、横县、大新、邕宁等地是广西莪术的核心产区。

道地沿革

《开宝本草》　蓬莪茂……生西戎及广南诸州。

《本草品汇精要》　生广南诸州，今江浙亦有之（道地）西戎【用】根。

《本草述钩元》　蓬莪茂：一名广茂。生西戎广南诸州，江浙或有之。莪术：产南宁、田州，大粒光滑者佳，安南东京亦有出。

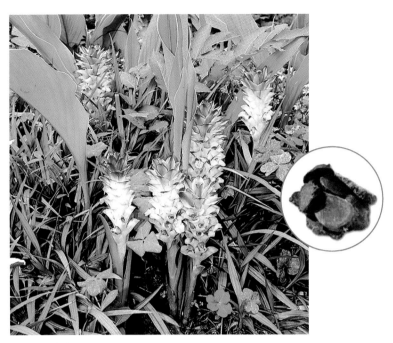

○广西莪术

药材名	广西莪术
来源	姜科植物广西莪术 Curcuma kwangsiensis 的块状根（郁金）或根茎（莪术）。
别名	毛莪术、桂莪术。
壮名	劲凛，Ginghgynn。
性味	苦、辣，微温。
功效	通龙路、火路，调气道，除湿毒，破瘀散结止痛。
主治	用于肝脾肿大，胴尹（胃痛），血蛊（癥瘕），经卡（闭经），产呱腊胴尹（产后腹痛），妇女产呱巧尹（妇女产后头痛），林得叮相（跌打损伤），呗脓（痈肿），邦巴尹（肩周炎），活邀尹（颈椎痛）。

第五节　龙眼肉

龙眼原产于我国南部和越南南部的亚热带区域。广西全区各市均有种植。其中，南宁、玉林、钦州、贵港、崇左、来宾等市为龙眼主产区。

道地沿革

《本草图经》　龙眼，生南海山谷，今闽、广、蜀道出荔枝处皆有之。

《本草求真》　桂产者佳，粤东者性热，不堪入药。

《握灵本草》　闽、广皆有之，出桂林者最良。

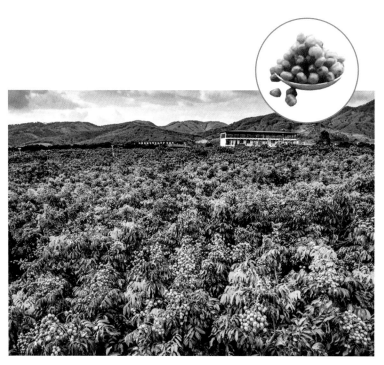

○龙眼

药材名	龙眼肉
来源	为无患子科植物龙眼 *Dimocarpus longan* Lour. 的假种皮。
别名	龙眼、桂圆、桂圆肉、元肉。
壮名	诺芒俺，Nohmaknganx。
性味	温，甘。
功效	补血虚，安神，调龙路。
主治	勒内（血虚），嘘内（气虚），健忘，虚劳，心跳（心悸），年闹诺（失眠），兵淋勒（崩漏），经行兰嗪（眩晕）。

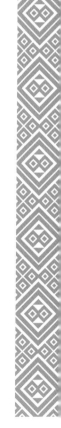

第六节 广豆根

广豆根分布范围比较狭窄，仅在广西、贵州、云南的一些喀斯特地区零星分布，是喀斯特地区典型的药用植物。广西是我国广豆根资源蕴藏量、分布面积最大的地区，蕴藏量约占全国总蕴藏量的86%。广西河池、那坡、靖西、马山和隆安等地均建有广豆根种植基地。广西出产的广豆根，具有质坚硬、难折断、豆腥气浓、味极苦等特点。

道地沿革

《本草蒙筌》 各处山谷俱有，广西出者独佳。

《伤寒温疫修辩》 广出者佳。

《植物名实图考》 以产广西者良。

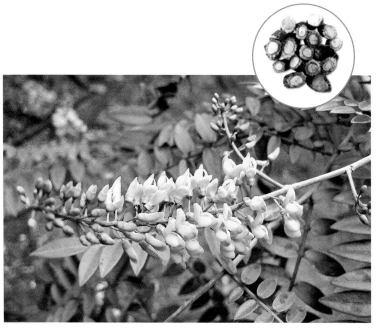

○广豆根

药材名	广豆根
来源	为豆科植物越南槐 *Sophora tonkinensis* Gapnep. 的根。
别名	山豆根、柔枝槐、苦豆根、南豆根、小黄连。
壮名	壤笃岜，Lagdujbyaj。
性味	寒，苦；有小毒。
功效	清热毒，调龙路火路，通气道水道，止痛。
主治	货烟妈（咽痛），牙龈肿痛，埃病（咳嗽），能蚌（黄疸），阿意咪（痢疾），宫颈糜烂，仲嘿喯尹（痔疮），呗农（痈疮），痤疮，痂（疥癣），蛇虫犬咬伤。

第七节　鸡血藤

鸡血藤在我国分布地域较狭窄，主要分布于广西、云南、广东、福建等省区。广西鸡血藤总种植面积超过 15 万亩，主要分布在广西的钟山、八步、苍梧、融安、融水、柳城、靖西、田东、田阳、贵港、恭城、永福、来宾、西乡塘、陆川、博白等地。

道地沿革

《本草备要》　鸡血藤，活血舒筋，治男女干血劳，一切虚损劳伤，吐血咯血，咳血嗽血，诸病要药。

《广西本草选编》　鸡血藤来源于豆科植物密花豆 Spatholobus suberectus。

《中华人民共和国药典》（1977 年版及以后各版）　密花豆作为鸡血藤正品。

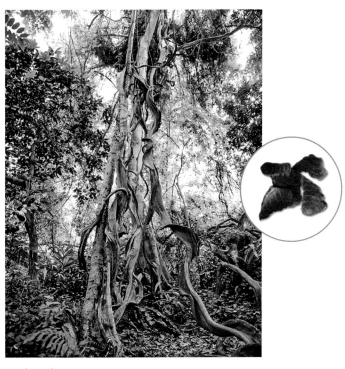

○鸡血藤

药材名	鸡血藤
来源	为豆科植物密花豆 *Spatholobus suberectus* Dunn 的藤茎。
别名	血风、血藤、大血藤、三叶鸡血藤。
壮名	勾勒给，Gaeulwedgaeq。
性味	温，苦、甘。
功效	补血，调龙路火路，祛风毒，除湿毒。
主治	勒内（血虚），发旺（风湿骨痛），麻抹（肢体麻木），麻邦（偏瘫），约京乱（月经不调）。

第八节　鸡骨草

鸡骨草主要分布于我国的广东和广西两地，为我国特有种，因其最先发现于广州白云山，故又称广州相思子。广西境内主要分布在梧州、苍梧、横县、贺县、昭平、蒙山、藤县、岑溪、贵港、平南、容县、北流、博白、玉林、陆川、钦州等地。

道地沿革

《岭南草药志》　广东、广西均有分布。本省以宝安、东莞、顺德等县为多产，散生或丛生。

《中国瑶药学》　产于广西南宁、武鸣、钟山、金秀等县市；分布于广东等省份。

《中国壮药学》　广西主要分布于武鸣、贵港、横县、博白、北流、平南、岑溪、藤县、苍梧、钟山等地，广东亦有分布。

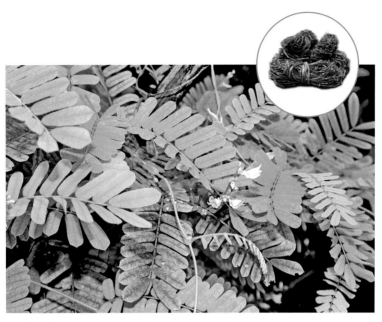

○鸡骨草

药材名	鸡骨草
来源	为豆科植物广东相思子 *Abrus cantoniensis* Hance 除去荚果的全株。
别名	黄头草、黄仔强、大黄草、假牛甘子、红母鸡草。
壮名	棵共给，Gogukgaeq。
性味	凉，甘、微苦。
功效	利湿毒，清热毒，通调龙路火路，调理肝气。
主治	能蚌（黄疸），水蛊（肝硬化腹水），呗奴（瘰疬），北嘻（乳痈），发旺（风湿痹痛），林得叮相（跌打损伤），额哈（毒蛇咬伤）。

第九节　两面针

　　两面针主产于广东和广西。在海南、福建、云南等地有少量分布。广西主要分布于南宁、钦州、贵港、玉林、梧州、贺州等地。2019 年广西全区两面针种植面积约 6000 多亩。

道地沿革

　　《中药大辞典》　两面针产地确定为广西、广东、海南、福建、云南、贵州、四川、浙江、台湾、湖南等地，生于低丘陵地灌木丛中、路旁等向阳地。

　　《中华道地药材》　广西、广东是药材两面针的道地药材产区。

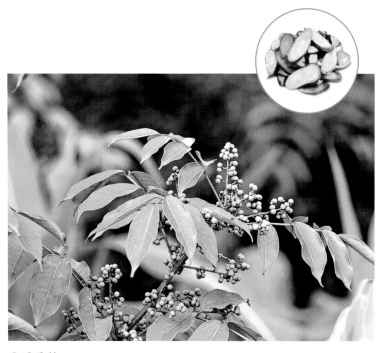

○两面针

药材名	两面针
来源	为芸香科植物两面针 *Zanthoxylum nitidum*（Roxb.）DC. 的根或枝叶。
别名	入地金牛、两边针。
壮名	棵剩咯，Gocaengloj。
性味	温，辣、苦；有小毒。
功效	通龙路火路，祛风毒，消肿止痛。
主治	发旺（风湿骨痛），核尹（腰痛），呗奴（瘰疬），贫痧（感冒），牙痛，货烟妈（咽痛），渗裆相（烧烫伤），疝气，额哈（毒蛇咬伤）。

第十节　广地龙

广地龙是我国传统的动物药材，主要分布于广西、广东、福建、云南、海南等地。广西野生广地龙，具有体轻、不易折断、生殖带明显、气腥、味微咸等特点。

道地沿革

《药材资料汇编》　广东南海等县所产的地龙，叫广地龙，品质最优。

《药材学》　各地均产，现以广东、广西产者为最佳。

《中华人民共和国药典》（1963 年版）　地龙在全国大部分地区有生产，主产于广东、江苏、山东等地。以体大，肉厚为佳。

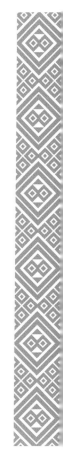

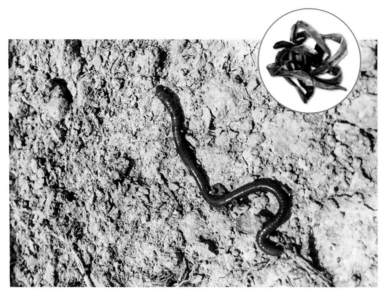

○广地龙

药材名	广地龙
来源	为钜蚓科动物参环毛蚓 *Pheretima aspergillum*（E. Perrier）、通俗环毛蚓 *Pheretima vulgaris* Chen、威廉环毛蚓 *Pheretima guillelmi*（Michaelsen）或栉盲环毛蚓 *Pheretima pectinifera* Michaelsen 的干燥体。
别名	蚯蚓、广地龙、大蚯蚓、沙蚯蚓。
壮名	堵黏，Duzndwen。
性味	寒，咸。
功效	通调火路龙路，息风止痉，清热毒，调气道，利尿。
主治	狠风（高热抽搐），发北（癫狂），麻邦（半身不遂），邦印（痛症），发旺（痹病），墨病（哮喘），埃病（咳嗽），笨浮（水肿），肉卡（癃闭）。

第九章　我把壮医药带回家

　　本着"让世界感知壮医药，让壮医药文化融入百姓日常生活"的理念。广西国际壮医医院不断增强民族文化自信，扩大壮医药文化品牌效应，医疗服务下沉外扩，开展壮医壮药进基层、进校园、进社区活动，发挥"博士公益巡讲团"品牌效应。近年来，医院与南宁市第二中学（简称"南宁二中"）合作建立学生综合实践研学基地，与逸夫小学、南湖小学等学校签署广西中医药文化进校园品牌活动结对共建协议；在社区举办移动壮医博物馆，举办博士讲团公益巡讲，以"社区义诊""科普讲座""壮药香囊制作""文化展示""科普互动"的方式，让壮医药文化走入寻常百姓家，让壮医药的特色疗法更好地服务于百姓。

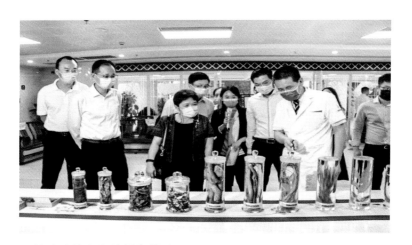

○壮瑶医药文化讲解与展示

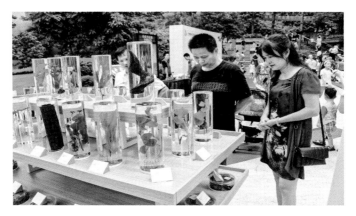

○市民在参观移动壮医博物馆

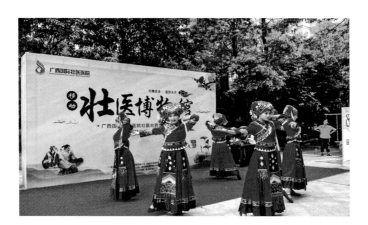

○绣球操表演

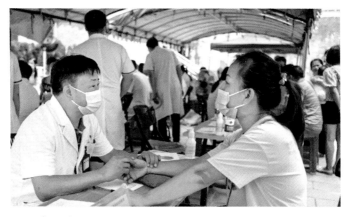

○义诊活动现场

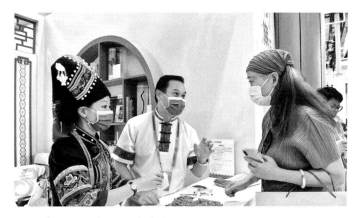

○向外国友人介绍壮药香囊

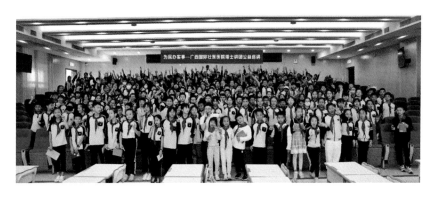

○巡讲现场

　　2021 年 6 月 18 日医务人员走进校园，与南宁市玉兰路小学的师生们分享壮医药相关科普知识，带领师生一起跳壮药绣球操和三气养生操，经过医护人员的讲解，同学们了解了壮医药的前世今生，激发了同学们的探索精神和求知欲。

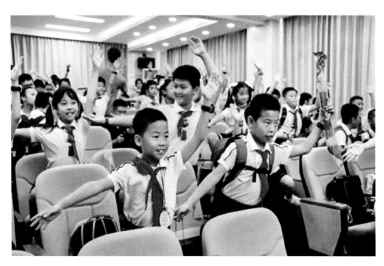

○同学们学跳"三气养生操"

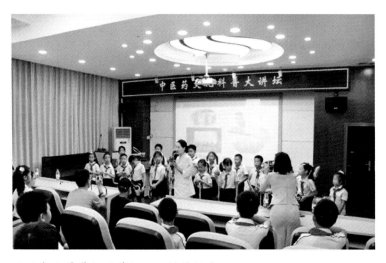

○医务人员带领同学们认识壮药绣球

　　2022年7月5日广西国际壮医医院壮锦苑迎来了一群特殊的客人——南宁二中45名高中生，这是广西国际壮医医院成为南宁二中"学生综合实践研学基地"后迎来的首批"研学者"。研学当天，医院组织开展了草药种植、壮瑶医药科普教育、传统医药研学等活动，提升了学生对传统医药文化的感悟，形成广大师生"爱中医、爱壮医、爱祖国"的浓厚氛围。

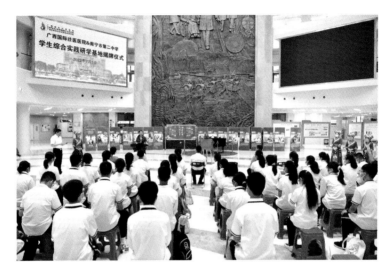

○揭牌仪式现场

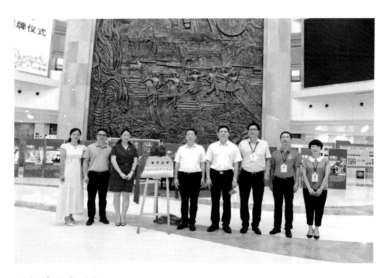

○揭牌仪式现场

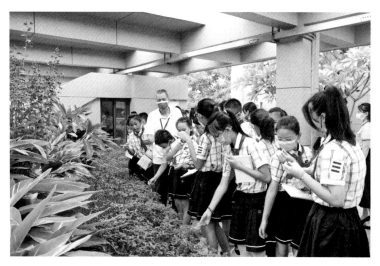

○壮医专家教学生辨识中草药现场

2021年12月5日，广西国际壮医医院组织医院团员走进五象新区第二实验小学，开展"民族医药文化进校园"志愿服务活动，向同学们普及壮医药文化知识，让大家感受壮医药文化的独特魅力，树立了健康生活的理念，营造学习壮医药文化的浓厚氛围。

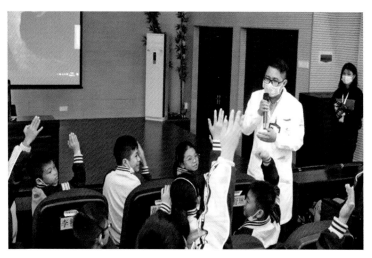

○学生在壮医药课堂上踊跃发言

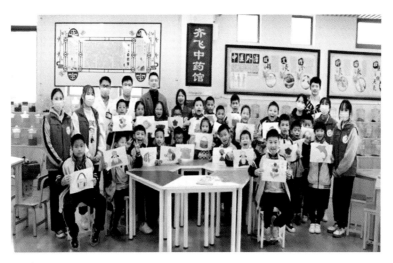

○学生展示手工画

2022年5月19日，在天堂村小学，一场精彩校园中医药文化主题活动正在进行。中医专家以"端午艾草香　关注眼健康"为主题，通过通俗易懂的语言，生动有趣的视频，简单易学的眼保健操，带领学生们进一步了解掌握中医药文化以及中医药日常护理小妙招。

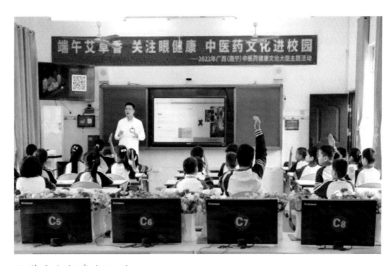

○学生积极参与互动

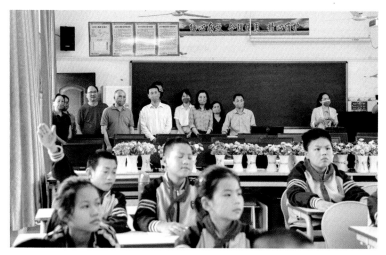

○学生认真听科普知识讲座

2022年9月26日医院中、壮、瑶医专家团队走进南宁市南湖小学，开展"中医药文化进校园"项目暨2022年秋季学期"中医药文化进校园"项目式综合实践活动启动仪式。活动现场，学校师生代表与中、壮、瑶医专家开展师徒结对活动。今后，每位专家将对接一个年级，担任学校各年级"初爻"中医药社团的导师，在孩子们的心里种下传统医药文化的种子，让其生

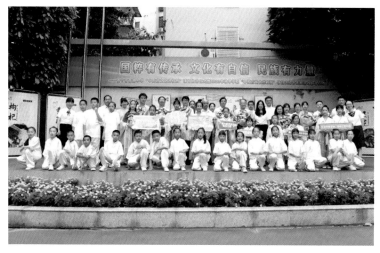

○广西国际壮医医院专家与师生代表合影

根发芽，接受优秀文化的滋养，领略中华文化的博大精深和独特魅力。

2022年9月29日，广西国际壮医医院将南宁市逸夫小学4到6年级的40名小学生"请"进来，带领孩子们实地参观了解中医药、壮瑶医药发展历程，认识医学发展代表人物、代表文物，孩子们带着自己的思考寻草认药、感受非遗之奇……

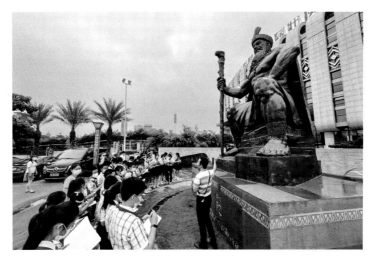

○学生参观布罗陀广场，了解壮族医药文化起源

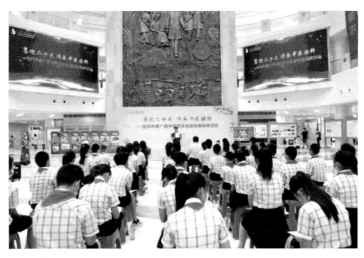

○揭牌仪式现场

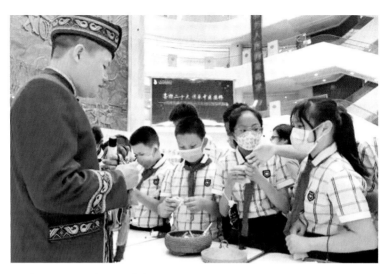

○学生体验制作壮医香囊

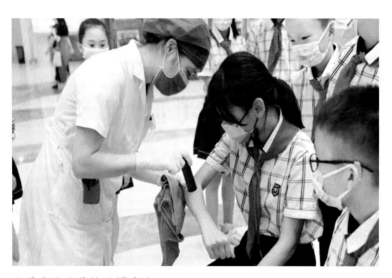

○学生体验药物竹罐疗法

　　2022 年 10 月 31 日，广西国际壮医医院中、壮、瑶医专家参加南湖小学"中医药文化进校园"项目——"初爻"社团学期项目式综合性实践活动成果展，并向南湖小学赠送了中医药科普读物、涂色绘本。同时，义诊、讲座同步进行，专家团为师生们提供把脉、壮医敷贴、健康咨询等服务，培训部老师以《我们的壮医药》为题，围绕壮医药的起源、壮族人民对疾病的认识、壮医治病方法以及部分特色壮药材等，为师生代表普及壮医药文化。

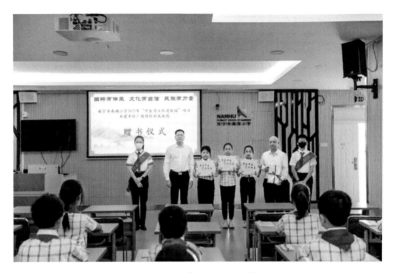

○专家向学校赠送中壮医药科普读物、涂色绘本

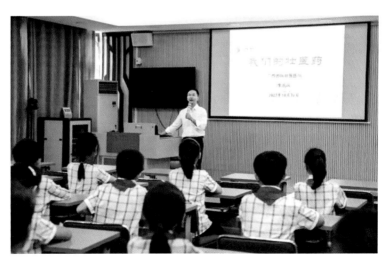

○学生认真听讲座

广西国际壮医医院作为广西壮医药、中医药文化宣传教育基地，与学校结对共建，联袂开展传统医药文化进校园活动，旨在让学生从小接触、了解传统医药文化，不断激发学生对传统医药文化的学习热情；开展移动博物馆、博士讲团公益巡讲，让社会大众可以现场观看学习壮医药特色技法、体验壮医药独特疗效，让更多人了解和认识壮医药文化，为八桂父老送去健康和福利。

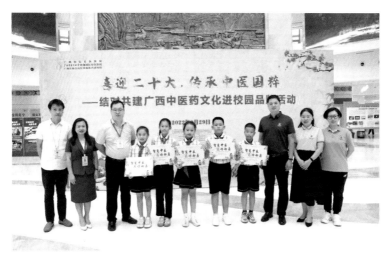

○项目结对共建活动现场

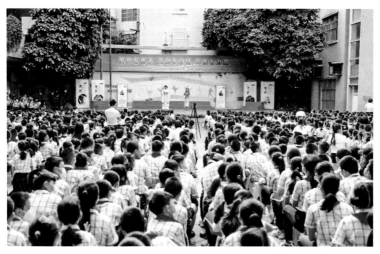

○ "壮医药文化进校园" 项目启动仪式现场